でトレーニングの所要時間を記録・確認する方法

トレーニング

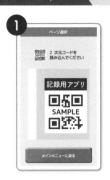

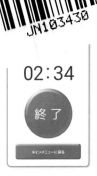

カメラへの
アクセス許可が
求められた場合は
許可してください。

① トレーニングするページの
2次元コードを読み取ります。

② 「開始」ボタンをタップすると、
時間計測が始まります。

③ 「終了」ボタンをタップします。

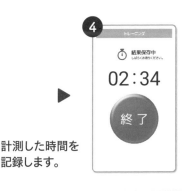

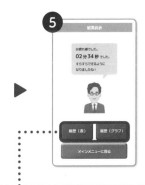

④ 計測した時間を
記録します。

⑤ 川島先生の
激励メッセージが
流れます。

履歴（表・グラフ）

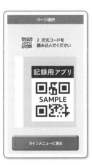

〈 表 〉

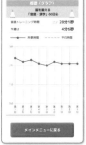
〈 グラフ 〉

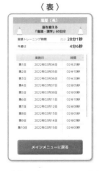

トレーニングページの2次元コード
を読み取ると、確認できます。

どのページの2次元コードを
読み取っても、最新の履歴を見ることが
できます。

表は縦スクロールで最大
60日分まで表示されます。

＊「今週は」には、月曜日からのトレーニング
時間が表示されます。

グラフは横スクロールで
最大60日分まで表示され
ます。

同じページを実施すると、記録は上書きされます。

メインメニューに戻る ボタンをタップすると、メインメニュー画面に戻ります。

※トレーニング終了後は、通常の操作でスマホのホーム画面に戻ります。

目次

本書の使い方

① 「はじめに」を読む

▶

② 別冊の「トレーニングを始める前の前頭葉機能チェック」を行う

▶

③ 第1日から1日に1枚ずつ、表の音読と、裏の漢字書き取りを行う

▶

④ その週の前頭葉機能検査を行う

▶

⑤ 巻末のグラフに記録を記入する

▶

⑥ ③～⑤と同じことを繰り返す

「Ⅰカウンティングテスト」「Ⅱ単語記憶テスト」
「Ⅲストループテスト」

はじめに

東北大学教授　川島隆太

何のための本？

　脳を鍛える大人のドリルシリーズが出版されて15年以上の月日が経ちました。この間、脳に関するさまざまな知識や情報が増えましたが、このシリーズの意図するところは依然として陳腐化していません。

　わが国は超高齢社会に入ってきており、これからどんどん高齢者の人口が増えてくる一方、総人口は減るという現実に向き合わなければなりません。高齢化社会の中で社会全般を明るく保つためには、一人ひとり、個人が何歳であっても活き活きと前を向いて生きていられることが大前提となってきます。では、一人ひとりが活き活きと生きるということは、どうすれば達成できるでしょうか。これは心身が健康であることに尽きます。体の健康ということに関しては、毎日の運動習慣をもつことによって、ある程度維持できることは皆さんもご存知のことと思います。一方、脳の健康に関してはどうでしょうか。私は、脳を鍛える大人のドリルシリーズを通して、「脳をきちんと毎日使うことで、脳の健康も維持できる」ということを主張し、いろいろな研究で証明してきました。ですので、これからの超高齢社会の中で、ますます自分自身の脳を鍛えて、一人ひと

りが活き活きと生きていくことが大事になってきた、そういう時代だからこそ、もっともっと脳の健康に関する活動を大事にしていってもらいたいと考えています。

　私は、後述する「前頭前野（ぜんとうぜんや）」の機能の低下が、健康な生活を維持するために特に大きな問題になると考えました。大人のドリルシリーズは、日々の生活の中であえて、より積極的に脳を使い、脳の健康を維持・向上するために作られています。毎日、短い時間で結構ですので、集中してトレーニングを行ってみてください。皆さんの脳の「基礎体力」が向上し、より人生を楽しむことができるようになることを確信しています。

次のような自覚がある大人の方

- ☐ 物忘れが多くなってきた
- ☐ 人の名前や漢字が思い出せないことが多くなってきた
- ☐ 言いたいことが、なかなか言葉に出せないことが多くなってきた

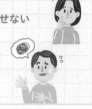

次の人たちにもお薦めです

- ☐ 創造力・論理的思考力を高めたい
- ☐ 記憶力・注意力を高めたい
- ☐ コミュニケーション能力を高めたい
- ☐ 自制心・集中力を高めたい
- ☐ ボケたくない

■ 脳の健康法とは？

体の健康を保つためには、①運動をする習慣、②バランスのとれた食事、③十分な睡眠が必要です。同じように脳の健康を保つためにも、①脳を使う習慣、②バランスのとれた食事、③十分な睡眠が必要なのです。「バランスのとれた食事」と「十分な睡眠」は皆さんの責任で管理していってください。この本は、皆さんに「脳を使う習慣」をつけてもらうためのものです。

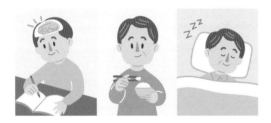

■ 生活の中で前頭前野を活発に働かせる3原則

最も高次の脳機能を司っている前頭前野（注1）を、生活の中で活発に働かせるための原則を、脳機能イメージング装置（注2）を用いた脳科学研究成果から見つけ出しました。

● 読み・書き・計算をすること
● 他者とコミュニケーションをすること
● 手指を使って何かを作ること

読み・書き・計算は、前頭前野を活発に働かせるだけでなく、毎日、短時間、集中して行うことで、脳機能を向上させる効果があることが証明されています。子どもたちは、学校の勉強で読み・書き・計算をすることができますが、大人が生活の中でこれらを行うことは、現代社会ではあまりありません。そこで、この本のようなドリルが役に立ちます。

他者とのコミュニケーションでは、会話をすることでも、前頭前野が活発に働くことがわかりました。目と目を合わせて話をすると、より活発に働きます。しかし、電話を使うと、あまり働きません。直接、人と会って、話をすることが重要なのです。また、

（注1）人間の大脳について

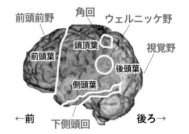

人間の大脳は、前頭葉・頭頂葉・側頭葉・後頭葉の4つの部分に分かれている。前頭葉は運動の脳、頭頂葉は触覚の脳、側頭葉は聴覚の脳、後頭葉は視覚の脳といったように、それぞれの部分は異なった機能を持っている。前頭葉の大部分を占める前頭前野は、人間だけが特別に発達している部分であり、創造力、記憶力、コミュニケーション力、自制力などの源泉である。

（注2）脳機能イメージング装置

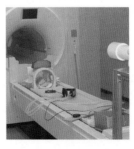

人間の脳の働きを脳や体に害を与えることなく画像化する装置。磁気を用いた機能的MRIや近赤外光を用いた光トポグラフィーなどがある。

遊びや旅行などでも、前頭前野は活発に働きます。

手指を使って何かを作ることでは、具体的には、料理を作る、楽器の演奏をする、絵を描く、字を書く、手芸や裁縫（さいほう）をする、工作をするなどがあります。クルミを手の中でグルグル回したり、両手の指先をそわせて回したりといった、無目的（むもくてき）な指先の運動では前頭前野はまったく働きませんので、これはトレーニングにはなりません。何かを作るという目的が、人間の前頭前野を働かせるために重要なのです。

これらの工夫を、生活の中にたくさん取り入れて、脳をたくさん使う生活を心がけてください。一般的に、「楽で便利」では、前頭前野はあまり働きません。めんどう、ちょっと大変なくらいが、脳をたくさん働かせるにはちょうど良いのです。

すらすら音読をすることが脳に効果的なのです！

本書のトレーニングは、近現代の名作の音読と、中学校までに学習する漢字の書き取りです。音読と漢字の書き取りで前頭前野を活性化させます。読む作品は、樋口一葉や山本周五郎、向田邦子、ヘミングウェイなどによる、日本や海外の、近現代の名作を厳選して収録しています。

健康な成人が、このドリルと同じ問題を解いているときの前頭前野の働きを、光（ひかり）トポグラフィーによって調べてみました（下の写真）。左右の大脳半球（だいのうはんきゅう）の前頭前野が活性化していることがわかります。このドリルの問題を解くことで、皆さんの前頭前野が活発に働くことが科学的に証明されています。

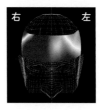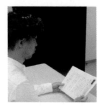

近現代の名作を音読しているとき

右　左

光トポグラフィーで調べている様子

脳を鍛えるとは？

脳の機能のうち、年齢とともに唯一向上するのが知識（語彙）の脳の部分だけで、それ以外の前頭前野の機能も20歳をピークに直線的に低下していくことがわかっています。

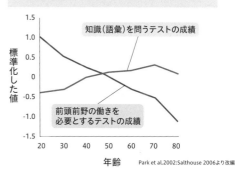

脳の機能は加齢と共に低下する？

知識（語彙）を問うテストの成績

標準化した値

前頭前野の働きを必要とするテストの成績

年齢

Park et al.2002:Salthouse 2006より改編

しかし、脳を鍛えることにより、前頭前野の機能の低下を防ぎ、活発に働くようにすることができます。私たちは、次の2つのことに注目して研究をしています。

3

1 「認知速度」のトレーニング

1つ目は「認知速度」つまり、頭の回転速度、情報処理の速度をあげるためのトレーニングです。読み書き計算という基本的な記号を操作するという作業を、できるだけ速く行うことがこのトレーニングの肝です。これを行うと、頭の回転速度が速くなるということが、老若男女で証明されているだけではなく、その他に「転移の効果」といって、トレーニングとは関係のない能力もあがることがわかっています。その中の代表的なものとして、「記憶力」や「注意能力」があります。たとえば、計算問題をすばやく解くことによって、実は記憶力がよくなることがわかっています。

「記憶力が良くなる」ということがなぜ起こるのかを調べるために、脳のMRIの装置を使って人間の脳の体積の変化を、トレーニングの前後で調べてみました。すると左の脳を中心に、前頭前野、頭頂葉、側頭葉の3箇所の体積が増えることが証明されました。

トレーニングによって大脳皮質の体積が増加した領域

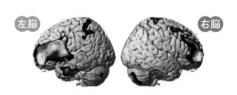

左脳　　右脳

体積が増えている領域というのは、まさに記憶の領域であり、注意の領域に

なります。ですから、一生懸命速く解く・読むというトレーニングをすることによって、実際に脳は鍛えられ、「記憶力」や「注意能力」などが向上するのです。

2 「作動記憶」のトレーニング

2つ目は「作動記憶」つまり、ワーキングメモリーと呼ばれている記憶力のトレーニングです。私たちは記憶できる容量、つまり記憶力をあげるトレーニングも提案してきました。これは、紙と鉛筆で行うのは難しいところがあり、このシリーズのようなドリルの形式ではなかなか十分にはできません。しかし、たとえば、このドリルの中で音読や単語記憶をすることは、まさに、記憶できる容量を大きくするためのトレーニングになっています。

「Use it or lose it. （使わないと、失ってしまう）」

Use it or lose it.（使わないと、失ってしまう）という考え方は医学で言われていることで、高齢者は普段から運動している（使う）と体は衰えないが、運動しない（使わない）と衰える、ということを意味しています。これは脳にも当てはまり、脳のトレーニングをしている、もしくは日常生活の中でもきちんと前頭前野を使うということが

大事で、前頭前野を使っていないと、lose it（失ってしまう）になってしまうのではないかと考えています。このドリルでトレーニングすることは、まさに、前頭前野が use it（使う）の状態になることを実現しています。

一方で、たとえば、テレビを見たり、ゲームをしたりしているときは、前頭前野には強い抑制がかかるということがわかっていて、作業はしているけれども、これは lose it（失ってしまう）になってしまうと考えています。だからこそ、このドリルでは、紙と鉛筆のかたちにこだわり、前頭前野を use it（使う）の状態にすることが大きな目的となっています。

下の脳の画像は、いろいろな作業をしているときの脳の状態を脳機能イメージング装置で測定したものです。赤や黄色になっているところは、脳が働いている場所（脳の中で血液の流れが速いところ）で、赤から黄色になるにしたがってよりたくさん働いています。

たとえば、「本を黙読しているとき」は、ものを見るときに働く視覚野、漢字の意味がしまわれている下側頭回、言葉の意味がしまわれている角回、そして声を出していないのに耳で聞いた話し言葉を理解するときに働くウェルニッケ野が働いています。また、脳の中で最も程度の高い働きをする前頭前野が、左右の脳で働いています。「本を音読しているとき」を見ると、同じところがより強く大きく働いています。

考えごとをしているときの脳

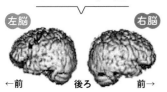

左脳の前頭葉の前頭前野がわずかに働いています。

テレビを見ているときの脳

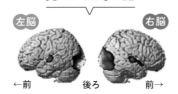

物を見る後頭葉と音を聞く側頭葉だけが、左右の脳で働いています。

漢字を書いているときの脳

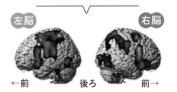

左右の脳の前頭前野が活発に働いていることがわかります。

本を黙読しているときの脳

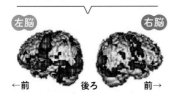

本を黙読しているときの脳の働きを示しています。前頭前野を含む左右の脳の多くの領域が働いています。

本を音読しているときの脳

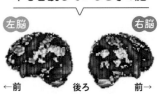

本を音読しているときの脳の働きを示しています。黙読時よりもさらに多くの場所が左右の脳で働いています。前頭前野は音読スピードが速ければ速いほどたくさん働くこともわかっています。

この本を使った脳のトレーニング方法

1 まずは現在の 脳の働き具合をチェック

巻末の別冊1～3ページの、3種類の前頭葉機能テストを行い、現在の自分の脳の働き具合をチェックしておきましょう。（検査のやり方は 5 を見て下さい）

2 1日数分間の トレーニングを行います

トレーニングは継続することが大切です。トレーニングを行う時間は脳が最も活発に働く午前中が理想的です。食事をとってからトレーニングをしないと効果半減です。

多くの方が、トレーニングを午後や夜に行うと、朝行った場合よりも時間がかかることを経験すると思います。なぜなら、午前中とその他の時間帯では、脳の働き具合が大きく異なるからです。日々のトレーニングによる能力の向上を体感するためには、できるだけ同じ時間に行うことをおすすめします。

3 トレーニングのコツ

1日に表と裏の1枚を行います。表面では、近現代の名作をできるだけ速く2回音読します。音読開始時刻と音読終了時刻を記入して、所要時間を記録します。読みなれない語句や表現などで、最初は読むのが大変な上、時間

も想像以上にかかるかもしれません。大事なことは、毎回できるだけ速く読むようにすることです。まずは、できるだけ速く読むというトレーニングをして、その後、文章を味わうとよいでしょう。

裏面では、漢字の書き取りを行います。解答する漢字のほとんどは小学生で学習する漢字ですが、一部中学生で学習する漢字が含まれています。書き取りは表面の短期記憶を試すものではありません。裏面の書き取りは、時間を気にせずに行いましょう。書き取りの解答は、1日後の裏面の左側にあります。たとえば、第5日裏面の書き取りの解答は、第6日裏面の左側です。書き取りをした後に確認しましょう。また、解答の漢字を常用漢字としています。常用漢字外の漢字や旧字体、異体字は解答としていません。

スマホで成果を記録する 機能の追加で、 トレーニングがさらに楽しく！

スマホで日々のトレーニング結果を表やグラフで見ることができ、成果が確認しやすくなりました。グラフを見ながら、自分の記録を更新することが継続の励みになります。スマホでトレーニングの所要時間を記録・確認する方法は、巻頭（表紙裏）に記載されています。

4 週末には、脳の働き具合をチェック

　本書は、毎週月〜金曜日の毎日トレーニングを行い、週末の土日のどちらかで前頭葉機能検査を行うように作ってあります。たとえば、土日もトレーニングを行いたい、仕事の都合などで週に3日しかトレーニングできないという方は、5回のトレーニングを行うごとに前頭葉機能検査を行います。そして、前頭葉機能検査の結果を巻末のグラフにつけていくと、脳が若返っていく変化（注3）を自分で確認することができるでしょう。日をあけてトレーニングを行うと効果が見えにくい場合があります。できる限り続けてトレーニングを行いましょう。

（注3）脳の若返り曲線

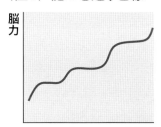

脳の働きは、トレーニング（学習）の最初は比較的良好に向上します。しかし、必ず壁に当たり、検査成績が伸び悩む時期があります。その間もあきらめずにトレーニングを続けると、次のつき抜け期がやってきて、急激に成績が伸びます。検査成績では、伸びが無い壁のような時期があっても、その間に脳は力をためて次の飛躍（ひやく）の準備をしていることを、忘れないでください。

5 5回目ごとの前頭葉機能検査の行い方

　前頭葉機能検査は、トレーニングを始める前に1回（別冊1〜3ページの「ト

レーニングを始める前の前頭葉機能チェック」）、その後は、トレーニングを5回行うごとに行います。また、どのテストも時間を計るので、秒まで計れる時計やストップウォッチを用意し、家族の方など他の人に時間を計測してもらうようにするといいでしょう。

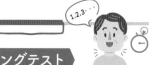

カウンティングテスト

1から120までの数字を声に出して、できるだけ速く順に数えて、その時間を計ります。必ず数字はきちんと発音するようにしましょう。左右の前頭前野の総合的な働きを評価します。また、カウンティングテストは数学の力とも相関していることがわかっています。45秒で中学生レベル、35秒で高校生レベル、25秒を切ると理系の大学生レベルです。目標タイムにして挑戦してみましょう。

単語記憶テスト

表にはひらがな3文字の単語が30個書いてあります。2分間でできるだけたくさん覚えます。2分間で覚えたら、紙を裏返し、次の2分間で単語を思い出しながら書き出します。2分間で何語正確に書き出せたかが点数になります。左脳の短期記憶をあつかう前頭前野の機能を見るテストです。

トレーニングを始めた頃は、うまく単語が覚えられずに不安になることがあるかもしれません。しかし、覚える単語の個数の目標や基準はないので、焦らなくても大丈夫です。トレーニングを続けることによって、覚えられる個数がだんだんと増えていったり、維持できたりすることが効果の現れです。脳機能が向上している証拠になります。まずは焦らず、続けることが重要です。

ストループテスト （別冊4-15ページ）

色がついた色の名前（あか、あお、きいろ、くろ）の表があります。中には書かれている文字とその色が一致していないものがあります。このテストでは、文字の色を順に声に出して、答えていきます。文字を読むのではありませんから注意してください。

まずは1行分の練習をしましょう。練習が終わったら、本番です。すべての文字の色を答え終わるまでの秒数を計り、記録します。ストループテストは、左右の前頭前野の総合的な働きを評価します。また、個人により速さが大きく異なるために、目標や基準の数値はありません。前週の自分の記録を目標にしましょう。

［ 読み方の例 ］

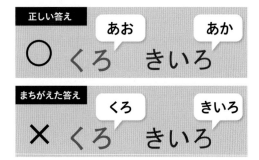

※まちがえたら、同じところを答え直しましょう。

6 本書を使い終わったら…

この本を終えた後も、日々読み・書き・計算を行う習慣を保つことが大切です。トレーニングをやめると脳機能は再びゆっくりと低下し始めます。是非最初からくり返し本書の音読、漢字の書き取りを続けてください。また、同シリーズの他のドリルにも挑戦してみてください。

………… 編集付記 …………

音読部分の文字表記に関しては、極力原作の味わいを損なわないように配慮しながら、読者にとって読みやすくなるよう、次の要領で表記替えを行いました。

①旧かなづかいを、現代かなづかいに変更しています。
②常用漢字表に定められていない、漢字と音訓も使用しています。
③原則として、ひらがなを漢字に、または漢字をひらがなに変更することは行いません。
④漢字にはすべてふりがなをつけています。原典や参考文献等に明示されていないふりがなは、音読により適しているという判断等をもとに、編集部で付しました。

本文中に差別にかかわる不適当な表現がありますが、原作の独自性・文化性を考慮してそのままとしました。

◆ 次の文章を声に出してできる限り速く一回読みましょう。
（作品名と作者名も読みましょう。）

● 音読開始 時刻 分 秒

備前名弓伝

山本周五郎

　備前の国岡山の藩士に、青地三之丞という弓の達人がいた。食禄は三百石あまり、早く父母に死別したので、伯父にあたる青地三左衛門の後見で成長した。十九歳の時家督を相続、お弓組にあがって勤めていた。三之丞は幼少の頃から弓の巧者だったので、少年の頃から弓の巧者だったので、性質でからおっとりした性質で、怒ったという顔を見せたことがないし、かつて人と喧嘩口論をした例がない。お口数のすくない男で、つまらぬ世間はなしなどにはいつも横を向いている。

　「珍しい上天気、いい日和でござるな」「……それは」「いや、妙な雲が見える、降るかも知れぬが、どうであろう」「……それは」「ここで降られては鷹狩りのお供もが辛い、どうか二三日もたせたいものでござるな」「……それは」と云った調子である。

● 音読終了 時刻 分 秒 ／ 所要時間 分 秒

9

1 次の空欄にあてはまる漢字を書きましょう。

① 天気がよいので□□に行く。

② 眠気□まし[に]コーヒーを□む。

③ □宅勤務用に、いすを□い替える。

④ 今年は、本を百冊□むのが目□だ。

⑤ 娘家□が遊びに来るので、ケーキを□く。

⑥ 姉は、□いころから水□が得意だ。

⑦ 夫と□、家□を曜日で分□□している。

⑧ □海道の富良野で、ラベンダー□を見る。

2 今日の ことわざ 次のことわざの空欄にあてはまる漢字を書きましょう。

① かわいい□には□をさせよ…

意味 こどもがかわいければ、世間の辛さを経験させるのがよい。

② □□に水…

意味 思いがけない、突然のできごとや知らせに驚くことのたとえに使う。

◆ 次の文章を声に出してできる限り速く一回読みましょう。　●音読開始 時刻 □分□秒

秋の日の情感　　　三好達治

「町に電灯がついて明るくなったのが何よりうれしゅうございますが、ほんとに今まではあんなに暗くて、外へ出るともう……心は張りつめていましても、よくまああんなに淋しかったのが辛抱できたと思いますわ」

丁度灯ともし頃の町を歩きながら、私の道づれの娘さんがそういうのをきくと、私も全く同感で、やはり人はみな永い間心で同じことを感じていたのだと、まだまだきっとしたことを、はや何か遠い記憶でもたどるような気持で顧みた。

どんなに寂寥になれて孤独を愛する人でも、人間はみな、大なり小なり他人の生活によって自分の心を支えているものである。私はまたそんなことを考えた。暗い夜路を歩いていて、遠くに見えるあの灯火、何処のほのかな黄色い窓の、あのほのかな黄色い火影の、誰のものとも知れぬその火影のなつかしさ。

●音読終了 時刻 □分□秒　／　所要時間 □分□秒

11

1 次の空欄にあてはまる漢字を書きましょう。

① 辛いタイ□理を食べたら、□が噴き出た。

② □雨兼用の傘は、デザインが□富だ。

③ 行きつけの□の主人と□しくなる。

④ 定期的に□科検□を受ける。

⑤ □出時は□締まりを忘れない。

⑥ □にシロツメクサで□を作ってあげる。

⑦ □良県の興福寺で阿修羅像を□観した。

⑧ □しい棚田は、日本の原風□ともいわれる。

2 今日のことわざ 次のことわざの空欄にあてはまる漢字を書きましょう。

① □起きは三□の徳…
  意味 はやく起きると、健康によいだけでなく仕事もはかどるなど、何かと利益があること。

② □らぬが□…
  意味 実情をしれば腹が立ったり悩んだりすることでも、しらなければ平気でいられることのたとえに使う。

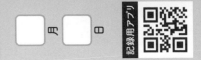
記録用アプリ

◆ 次の文章を声に出してできる限り速く一回読みましょう。 ▲時刻開始 □分□秒

博士の愛した数式　　　　小川洋子

　彼のことを、私と息子は博士と呼んだ。そして博士は息子を、ルートと呼んだ。息子の頭のてっぺんが、ルート記号のように平らだったからだ。

　「おお、なかなかこれは、賢い心が詰まっていそうだ」

　髪がくしゃくしゃになるのも構わず頭を撫で回しながら、博士は言った。友だちにからかわれるのを嫌がり、いつも帽子を被っていた息子は、警戒して首をすくめた。

　「これを使えば、無限の数字にも、目に見えない数字にも、ちゃんとした身分を与えることができる」

　彼は埃の積もった仕事机の隅に、人差し指でその形を書いた。

　　$\sqrt{}_{\text{ルート}}$

　私と息子が博士から教わった数えきれない事柄の中で、ルートの意味は、重要な地位を占める。

■時刻終了 □分□秒 ／ 所要時間 □分□秒

1 次の空欄にあてはまる漢字を書きましょう。

① 足先が□（ひ）えるので、布団に□（ゆ）たんぽを入れる。

② 止まった時計の電□（ち）を□（こう）換する。

③ 各地の□（ゆう）便局で押してくれる風景印を□（あつ）める。

④ 近所のスーパーで野菜の詰め□（ほう）□（だい）に挑戦した。

⑤ 字を書く□（き）会を、暮らしの中で意□（しき）的に作る。

⑥ カレンダーに□（か）族全員の□（よ）定を書きこむ。

⑦ □（くま）本県では、阿蘇の地□（けい）をジオツアーで巡った。

⑧ □（がく）生時代の□（なか）間とハイキングに行く。

2 今日のことわざ　次のことわざの空欄にあてはまる漢字を書きましょう。

① 火に□（あぶら）を□（そそ）ぐ…
意味 勢いのあるものをさらに激しくすることのたとえに使う。望ましくない結果に使われる。

② 雨□（ふ）って地□（かた）まる…
意味 もめごとなどのあとは、かえって基盤がかたまり、前よりも結果が強まることのたとえに使う。

答えは16ページにあります。

第2日 12ページ
1 ①料汁 ②晴豊 ③店親 ④歯診 ⑤外戸 ⑥孫冠 ⑦奈拝 ⑧美景
2 ことわざ ①早文 ②知仏

◆ 次の文章を声に出してできる限り速く一回読みましょう。　● 音読開始　分　秒

雪雑記　　中谷宇吉郎

この頃大ていの雪の結晶が皆実験室の中で人工で出来るようになったので、自分ではひとりで面白がっている。よく人にそれはどういう目的の研究なんですかと聞かれるので、こうして雪の成因が判ると冬期の上層の気象状態が分るようになって、航空気象上重要なことになるのですよと返事をする。そうすると大抵の人はなるほどと感心してくれる。しかし実のところは、色々な種類の雪の結晶を勝手に作って見ることが一番の楽しみなのである。

もう六年前の話になるが、初めて雪の結晶の顕微鏡写真を撮ってみようかと思い付いた頃は、この美しい結晶が人工で出来ようとは夢にも思っていなかった。丁度その前年亜米利加のベントレイの雪の本が出版されたのが機縁となって、日本の雪はどうだろうと思い付いたのであった。

● 音読終了　分　秒／所要時間　分　秒

15

1 次の空欄にあてはまる漢字を書きましょう。

① エアコンで喉を□めないように注□する。

② 気に入った陶□家の□を飾る。

③ かかとのすり□った靴を□理に出す。

④ 温泉つきの古□家の□に泊まる。

⑤ エジプトの王家の□でラクダに□って写真を撮った。

⑥ □日、ウォーキングの記□をつける。

⑦ 寒さ対□を万全にして、流□群を観測する。

⑧ エコバッグを□ち歩く習□が身についた。

2 今日のことわざ 次のことわざの空欄にあてはまる漢字を書きましょう。

① 下手の□□も… 意味 下手なのに、やたらとその物事をしたがって熱心なこと。

② □□に塩… 意味 元気を失ってしおれていること。今まで元気だった人が、しょげているときなどに使う。

月　日　記録用アプリ

◆ 次の文章を声に出してできる限り速く一回読みましょう。　● 音読開始　分　秒

チップス先生、さようなら

ジェイムズ・ヒルトン（訳　白石朗）

年をとってくると（といっても、もちろん病身ではない場合だが）、ときにどうしようもないほどの眠気を感じることがあり、そういったときには何時間もが、たとえるなら広大な風景をものうげに横切っていく牛の群れのように過ぎていく。秋の学期が進んで日足がどんどん短くなり、点呼の時間よりも早くガス灯をつけなくてはならないほど暗くなる時節のチップスは、年老いた船乗りとおなじく、そんな感じになっていた。チップスもいまなお昔から体にしみついた尺度で時間をはかっていた。それも当然だった──チップスは、まだ、学校と道路をはさんで反対側にあるミセス・ウィケットの家に部屋を借りて住んでいる。教師の職をようやく退いたのち、ここに住んでもうかれこれ十年以上。

● 音読終了　分　秒　／　所要時間　分　秒

17

1 次の空欄にあてはまる漢字を書きましょう。

① □□のネモフィラを撮影しに行く。

② パソコンや携□電話の□面の見すぎで、目が乾く。

③ 季□の変わり目は、□装選びに悩む。

④ 東京都内にある文豪の記念□を□れる。

⑤ 肩こり□□のストレッチをする。

⑥ 部下から仕事の□捗の報□を受ける。

⑦ バリ島旅行で伝統□□を鑑賞する。

⑧ □日は、喫□店でゆっくりした時間を過ごす。

2 今日のことわざ 次のことわざの空欄にあてはまる漢字を書きましょう。

① 犬も□けば棒に□たる…
意味 出歩いていると思わぬ幸運にめぐりあうことのたとえに使う。また、でしゃばると災いにあうことのたとえにも使う。

② □は□げ…
意味 よいことはためらわずにすぐ実行せよ、という意味。

第1週 **前頭葉機能検査** ☐月☐日

I カウンティングテスト

1から120までを声に出してできるだけ速く数えます。
数え終わるまでにかかった時間を計りましょう。

☐ 秒

II 単語記憶テスト

まず、次のことばを、**2分間**で、できるだけたくさん覚えます。

ぬきて	つぎめ	いっか	にこみ	いもり	へんか
きろく	きけん	むかで	もやし	うさぎ	たいき
このは	だんろ	じょし	ぎだい	きこく	けむし
ちっそ	みどり	せんろ	りろん	みずき	うしろ
せいじ	うせつ	けんり	あいだ	こじん	すいじ

覚えたことばを、裏のページの解答用紙にできるだけたくさん書きます。
2分間で、覚えたことばを、いくつ思い出すことができますか？

II 覚えたことばを、**2分間**で □ に書きましょう。

［ 単語記憶テスト解答欄 ］

正答数

□ 語

III 別冊4ページの「**ストループテスト**」も忘れずに行いましょう。

◆　次の文章を声に出してできる限り速く一回読みましょう。

●音読開始時刻　分　秒

数の現象学　数量化の道を追体験しよう

森毅

小学校の算数に、塩水の濃度が出てくる。ところが、100グラムの水に10グラムの塩を入れて、110グラムの塩水ができると子どもは信じていない。「算数」ではそうなるが、実際にはそうならないと考えている。それどころが、100グラムの水に10グラムの鉄の玉を沈めたのさえ、あやしい。とくに、浮力なんてのを教わると混乱してくる。10グラムの木を浮かすのだと、ますます浮力を気にしはじめる。10グラムの魚が泳ぐと、こまた困る。亀が水から首を出したときと、引っ込めたときではどうなるが、なんてのもおかしい。

もっとも大人だって、100グラムの食物を入れれば体重が100グラム増えることに、あまり自信のない人もある。塩がとけて「消えて」しまっているのに、本当に110グラムになるのを子どもがあやしんでも仕方のないことだ。

■音読終了時刻　分　秒／所要時間　分　秒

21

正答率　／

1 次の空欄にあてはまる漢字を書きましょう。

① 今度の［　］末は、ペットを［　］れてキャンプへ行く。

② 盆栽を［　］て始めたら、［　］着が湧いてきた。

③ 掃除中に［　］いアルバムを見つけて、手が［　］まる。

④ この店は、［　］が良いだけでなく、［　］りつけも美しい。

⑤ 山［　］県の郷土料［　］のほうとうを食べる。

⑥ シェイクスピアの四大［　］［　］を読む。

⑦ ［　］中症対策で、［　］寝前にコップ一杯の水を飲む。

⑧ 好きなアロマの香りで［　］［　］転換をする。

2 今日の **ことわざ** 次のことわざの空欄にあてはまる漢字を書きましょう。

① 三つ子の［　］［　］まで…　**意味** 幼いときの性格は、年をとっても変わらないということ。

② ［　］して［　］取れ…　**意味** 一時的にはそんをしても、むしろそれをもとに長い目で見て大きな利益を得るようにせよ、ということ。

第5日 18ページ **1** ①満開 ②帯画 ③節服 ④館訪 ⑤解消 ⑥進告 ⑦舞踊 ⑧休茶　**2** **ことわざ** ①歩当 ②善急

◆ 次の文章を声に出してできる限り速く一回読みましょう。

蕁麻の家　　　　　　　　　　　萩原葉子

梅雨のような細かい雨が、その日は降っていた。青い竹が鬱蒼と生えた竹藪の中に、傘をさした三人が立っていたのを覚えている。

青い竹はどんよりした空に向かって背高く延び、その根本には生れたばかりの竹の子が、黒い土を持ちあげて芽を出していた。祖母の勝と父の洋之介は、この竹藪の持主の話を聞いていた。背の低い優しそうな男である。

この辺りは閑静な屋敷町で、S区では成城町に次ぐ高級住宅地であると、男は説明した。新宿から小田原までの小田急線も三年前に開通したばかりでまだ発展の見込みがあり決して悪い所ではない、と言った。私は、竹の子を見ていた眼を今度は外に向けると、すぐ眼の前に高圧線の高い鉄塔が聳っていた。

正答率 /20

1 次の空欄にあてはまる漢字を書きましょう。

① ［衣］替えと同時に納戸（なんど）の［整］理もする。

② 北里柴三郎（きたさとしばさぶろう）は、公［衆］衛生の［発］展にも貢献した。

③ 顧［客］の要望に対して、［誠］意をもって対応する。

④ ［雲］の多い日でも紫外［線］の量は多いそうだ。

⑤ 毎年六月［下］旬には、［梅］干しを漬ける。

⑥ 旅行の［荷］物は、［軽］いほうが楽だ。

⑦ いちご狩りで、［思］う［存］分いちごを食べる。

⑧ ［念］願だった富士［登］山に挑戦する。

2 今日のことわざ　次のことわざの空欄にあてはまる漢字を書きましょう。

① 二［階］から目［薬］…　意味　物事がうまくいかずにもどかしいこと。回りくどくてあまり効果がないことのたとえに使う。

② ［転］ばぬ［先］の杖…　意味　何でも用心して準備しておくのに越したことはないというたとえに使う。

第6日 22ページ
1 ①週連 ②育愛 ③古止 ④味盛 ⑤梨理 ⑥悲劇愛 ⑦熱就 ⑧気分
2 ことわざ ①魂百 ②損得

答えは26ページにあります。

◆　次の文章を声に出してできる限り速く一回読みましょう。

ゆく雲

樋口一葉

都こそ名も高う聞ゆれ、手に取るごとく石裂山、塩山、笹子の難処を越して、猿橋のながれに眼もくるめき、鶴瀬、駒飼見るほどの里もなきに、勝沼の町とても東京にての場末ぞかし、甲府はさすがに大厦高楼、踟蹰が崎の城跡など見る処のありとは言えど、汽車の便りよき頃になれば知らず、こと更の馬車腕車に一昼夜をゆられて、いざ恵林寺の桜見にという人はあるまじ。故郷なれば年々の夏を、我雲を消し愁らさなり。

酒折の宮、山梨の岡、塩山、裂石、さし手の名も都人の耳に聞きなれぬは、小仏ささ子の難処を越して猿橋のながれに眼めき、鶴瀬、駒飼見るほどの里もなきに、勝沼の町とても東京にての場末ぞかし、甲府はさすがに大厦高楼、踟蹰が崎の城跡など見る処のありとは言えど、汽車の便りよき頃になれば知らず、こと更の馬車腕車に一昼夜をゆられて、いざ恵林寺の桜見にという人はあるまじ。故郷なれば年々の夏を、我雲を消し愁らさなり。

休みにも、人は箱根伊香保とよおし立つ中を、我雲あとを消し、これのみ一人あし曳の山の甲斐に峯のしら雲とを離れて八王子に足をむける事これまでに覚えなき、今歳この度みやこを離れて是非もなけれど、愁らさなり。

1 次の空欄にあてはまる漢字を書きましょう。

① 孫が書いた読書□□文が、コンクールで入賞した。

② 今年の夏は□し暑くて、不□指数が高い。

③ 都□の□望台から夜景を眺める。

④ □和□謡は名曲ぞろいで、うたうのも楽しい。

⑤ ジャムを□閉□器に入れて保存する。

⑥ 札幌の□まつりにボランティアで□加する。

⑦ □外出□のときは、日本食が恋しくなった。

⑧ □場で牛の□搾りを体験する。

2 今日の／ことわざ 次のことわざの空欄にあてはまる漢字を書きましょう。

① □る杭は□たれる…
意味 優れた人や目立つ人は、他人から妬まれたり憎まれたりしがちであることのたとえに使う。

② □て□に水…
意味 すらすらとよどみなく流ちょうに話すことのたとえに使う。

◆　次の文章を声に出してできる限り速く一回読みましょう。

草の名と子供　雪の下　　　　　柳田国男

私たちの在所では、よく此草の葉を揚げものにして食べた。子供の頃の事を思うと、先ず最初に眼に浮ぶ冬の草である。寒い盛りにも紅味を帯びた緑の葉が見られて、「雪の下」という名も似つかわしいようだが、雪に覆われたところを見た記憶は無い。東京へ来てから庭にも植えて見たが、通例は石がけ、殊に井戸の内側などの清いところに、自然に成長して春早く花が咲くので、花の形は白い小さな蝶の羽に似ては居たが、子供めであった。雪の下という名も知っては居た。ユツサと謂って居た。ユツは播州などでは井戸のことである。他ではまだ同じ名は耳にしないが、紀州の有田郡、飛騨の高山や船津、東北では伊達郡の富山県の射水掛田などでこれをイドグサと呼んで居る。

郡ではイケバタ又はイケノハタという。

1 次の空欄にあてはまる漢字を書きましょう。

① 隣町（となりまち）の □（こう）園（えん）に □（たくら）を見に行く。

② 引っ越したので、□（し）役□（しょ）に転居届（てんきょとどけ）を出す。

③ 数（すう）□（りょう）限定のケーキを□（なら）んで買う。

④ □（さい）縫箱（ほうばこ）から糸（いと）と□（はり）を取り出す。

⑤ □（えだ）□（まめ）がおいしい季節（きせつ）になってきた。

⑥ 高校時代（こうこうじだい）の□（おん）師（し）に□（どう）窓会（そうかい）で会（あ）う。

⑦ 気（き）が□（む）いたので、□（はい）句（く）を詠（よ）んでみる。

⑧ フランスから□（ゆ）□（にゅう）されたクッキーを食（た）べる。

2 今日（きょう）のことわざ 次のことわざの空欄にあてはまる漢字を書きましょう。

① □（いし）の□（うえ）にも三年（さんねん）…

意味 最初（さいしょ）は辛（つら）いことでも、長（なが）い間（あいだ）辛抱（しんぼう）すれば成功（せいこう）するということのたとえに使（つか）う。

② □（のこ）り物（もの）には□（ふく）がある…

意味 他（ほか）の人（ひと）から選（えら）ばれず最後（さいご）に残（のこ）った物（もの）に、意外（いがい）にもよい物（もの）があるということ。

第8日 26ページ 1 ①感想 ②蒸快 ③海庁展 ④昭歌 ⑤密容 ⑥雪参 ⑦海張 ⑧牧乳 ことわざ ①出打 ②立板

◆ 次の文章を声に出してできる限り速く一回読みましょう。　　●音読開始時刻　　分　秒

夜間飛行　　　　　　サン=テグジュペリ（訳　堀口大學）

機体の下に見える小山の群れが、早くも暮れ方の金いろの光の中に、陰影の航跡を深めつつあった。平野が輝かしくなってきた。しかもいつまでも衰えない輝きだ。この国にあっては、冬が過ぎてから、雪がいつまでも平野に消え残ると同じく、平野に夕暮の金いろがいつまでも消え残るならわしだ。

遠い極南の地から、ブエノス・アイレスく向けてパタゴニンは、港の水面同様、あたりの静けさと、平穏な雲が近づいてパタゴニア線の郵便機を操縦してきた操縦士ファビアン描き出すと知るのであった。彼は今しも、広やかな幸福な人りの江に向って進みつつあった。この静けさの中にあって彼は自分が、牧人のような、静かな散歩をしているのだと思うこともできたはずだ。

●音読終了時刻　　分　秒　／　所要時間　　分　秒

29

1 次の空欄にあてはまる漢字を書きましょう。

① 元旦に、□筆で書き□めをする。

② 晴れた日に、□の□むしりをする。

③ 好きな□画の□編が制作される。

④ □生日に娘から花□をもらう。

⑤ 自家□のあんず□が、今年もおいしくできた。

⑥ ルーブル美□館で絵画や彫□を見学する。

⑦ 小豆島□のオリーブオイルを取り□せる。

⑧ 健康のために、□では階□を使うようにする。

2 今日のことわざ　次のことわざの空欄にあてはまる漢字を書きましょう。

① □が吹けば桶□が儲かる…　意味　ある事柄の影響が、意外なところに及ぶことのたとえに使う。

② □羽の□が立つ…　意味　多くの人の中からねらいをつけられて、特に選ばれること。

前頭葉機能検査

Ⅰ カウンティングテスト

1から120までを声に出してできるだけ速く数えます。

数え終わるまでにかかった時間を計りましょう。

☐ 秒

Ⅱ 単語記憶テスト

まず、次のことばを、**2分間**で、できるだけたくさん覚えます。

いるい	はしら	ざせき	よふけ	しくみ	らいと
たきぎ	へんじ	そしつ	みほん	たにん	こっぷ
ふくろ	さんち	あらし	むかし	うかい	たらこ
ろっじ	たたみ	つばき	こかげ	みみず	かてい
ぷりん	ぶどう	ほんや	げんば	どそく	たいら

覚えたことばを、裏のページの解答用紙にできるだけたくさん書きます。

2分間で、覚えたことばを、いくつ思い出すことができますか？

Ⅱ 覚えたことばを、**2分間**で 〔　　　〕に書きましょう。

〔 単語記憶テスト解答欄 〕

正答数

　　　語

Ⅲ 別冊5ページの「**ストループテスト**」も忘れずに行いましょう。

◆ 次の文章を声に出してできる限り速く一回読みましょう。

テニヤンの末日

中山義秀

敗戦後、四度目の夏がめぐってきた。サイパン、テニヤンの陥落から丁度五年目になる。浜野修介がテキサスの俘虜収容所から送還されて三年目だ。祖国くからえってきて以来あわただしい月日をくりかえしてきた。混乱やからい記憶も同じように、時はすぎるようにして過ぎてゆくものである。混乱や破壊も徐々となりながら、水がす平にもすがえり、人間の凄じい体験や恐しい記憶も同じようにして時日とともに遠ざかり薄れてゆく。

周廻十五哩ばかりにすぎぬ太平洋上の最爾たる一小嶋テニヤンには、陸海の軍隊と居留民をあわせて万余のに人々がいた。終戦後無事日本くかえりえた者はその五指を屈する十がにも足りまい。将校についてはほどの数があるかどうかも分らぬ。

正答率 　/20

1　次の空欄にあてはまる漢字を書きましょう。

① 江戸幕□の最後の□軍は、徳川慶喜である。

② ゴムの木は、育てやすい□葉□物だ。

③ 水車は、人類が□□前に発明した装置の一つである。

④ 郵便□の窓口で、□易書留を速達で出す。

⑤ □□がある鹿苑寺は、足利義満ゆかりの寺だ。

⑥ □害に備えて、非常食を家族で□意した。

⑦ 天気のよい日に玄関の□□をする。

⑧ タイで、アユタヤ□跡の仏□を見て回った。

2　今日のことわざ　次のことわざの空欄にあてはまる漢字を書きましょう。

① □□下暗し…　意味　とうだい（昔の室内照明器具）は、周りを照らしているが、その下は暗いことから、身近なことのほうが気づきにくいこと。

② 百□あって一□なし…　意味　悪いところばかりで、良いところが一つもないということ。

答えは36ページにあります。

第10日　30ページ　1　①毛初　②庭草　③映続　④誕束　⑤製酒　⑥術刻　⑦産寄　⑧駅段　2　ことわざ　①風屋　②白矢

◆ 次の文章を声に出してできる限り速く一回読みましょう。

木守り

三好達治

標題は「きまもり」と読みます。あるいは「きもり」と読んでもらうでしょう。そういう言葉の残っている地方もあります。「果実の時を過ぐるまで木に残されたをいう」と辞書などには説明が見えます。それによると、果実はさまざまのように考えられますが、これの最も眼につきやすく、この人の眼をひくのはやはり柿でしょう。昨日も散歩の途すがら、それが私の眼をひきました。柿の木はもうすっかり葉を落して裸になっています。その梢のあたりにたった一つ、色はもうぎりぎりまっ赤に熟したのが、不注意な忘れ物のようにぽつんと残されています。「木守り」という言葉のように、それはひとり眼を見はって、その木をいつまでも見守りつづけているような風に見えます。たいへん淋しげに見えるというより、私にはたいへん面白く美しく見えます。

1 次の空欄にあてはまる漢字を書きましょう。

① □（みずうみ）を一周する□（えん）泳大会で、無事にゴールした。

② 有田焼は、伊万里焼とも□（よ）ばれる磁□（き）である。

③ □□（ゆかた）を着て、河川敷で花火を見物する。

④ 江戸時代の五□□（かいどう）は、日本橋を起点としていた。

⑤ 父の□（めい）日に、線香を持って□（はか）参りに行く。

⑥ 料理の□□（しゅるい）が多く載っているレシピ本を買った。

⑦ □□（しんせんや）鮮な□菜は、葉がみずみずしく、張りがある。

⑧ 正倉院の校倉造りは、日本の□□（てんとう）的な建築様式だ。

2 今日のことわざ ことわざ 次のことわざの空欄にあてはまる漢字を書きましょう。

① □（おや）の心子□（し）らず…

意味 おやが子を思う気持ちはなかなか通じず、子は反抗したり勝手なふるまいをしたりするということ。

② □（み）から□（で）た錆…

意味 自分の悪い行いのせいで、自分じしんが苦しむことのたとえに使う。

1 ⑤金府将 ⑥観植 ③紀元 ④局簡
⑤金閣 ⑥災用 ⑦掃除 ⑧遺像

2 ことわざ ①灯台 ②書利

◆ 次の文章を声に出してできる限り速く一回読みましょう。 ●音読開始 ☐分☐秒

タイム・マシン　　　H・G・ウエルズ（訳　宇野利泰）

時間航行家（便宜上、彼のことをそういう名称で呼ぶことにする）は、ぼくたちを相手に、深遠な問題を論じていた。灰色のひとみがキラキラとかがやいていつもの蒼白い頬も、人が変わったように紅潮している。暖炉では石炭が燃え、グラスに浮いた酒の泡は、百合の状のかがやく銀燭台の灯にあかるく映えていた。彼の考案にかかる椅子は、腰かけるための用途以上に、ぼくたちを抱擁し、愛撫するかのように、ゆったりとして心地よく、食後のうちくつろいだひとときに、快適そのものの雰囲気をあたえてくれるので、ぼくたちの思考力は窮屈な枷を脱し、思うがままにとびかうことができるのだった。

そのとき彼は、細い指で要点を指摘しながら、なにかしきりと論じたてていた。

●音読終了 ☐分☐秒　／　所要時間 ☐分☐秒

1 次の空欄にあてはまる漢字を書きましょう。

正答率 ／20

① 〔りゅう〕〔こう〕している曲をピアノで弾いてみた。

② 年末にベートーヴェンの「第九」の〔えん〕〔そう〕を聴く。

③ フォーは、ベトナムの〔だい〕〔ひょう〕てきな食べ物だ。

④ コンメカワンは、知〔のう〕が〔たか〕く器用でもある。

⑤ アルコール消毒で〔えい〕生〔かん〕理を心がける。

⑥ 〔か〕画〔きょう〕室で水彩画の基礎を学ぶ。

⑦ 目〔てき〕地まで〔ろ〕線バスを乗り継いで向かう。

⑧ 昨〔ばん〕は、空〔ふく〕を満たそうと夜食におにぎりを食べた。

2 今日のことわざ　次のことわざの空欄にあてはまる漢字を書きましょう。

① 仏の〔かお〕も三〔ど〕…

意味　どんなに心穏やかな人でも、失礼なことを何回もされたらしまいには怒り出すことのたとえに使う。

② 百〔ぶん〕は一〔けん〕に如かず…

意味　他人から話を何回もきくより、自分の目で一度みるほうがよくわかるということ。

第12日　36ページ

1 ① 命湖　遠　② 呼器　③ 浴衣　④ 街道
⑤ 命墓　⑥ 種類　⑦ 新野　⑧ 伝統

ことわざ ① 親　知　② 身　出

月　日

記録用アプリ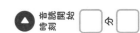

◆ 次の文章を声に出してできる限り速く一回読みましょう。

▲ 音読開始　分　秒

渋江抽斎

森鷗外

栄枯窮達任天命。学医伝業薄才伸。三十七年如一瞬。

安楽換銭不患貧。これは渋江抽斎の述懐の詩である。

想うに天保十二年の暮に作ったものであろう。弘前の

城主津軽順承の定府の医官で、当時近習詰になってい

た。しかし隠居附にせられて、主に柳島にあった父允成が致仕して

の館へ出仕することになっていた。父允成が致仕してから

家督相続をしてから十九年、母岩田氏縫を喪ってから

十二年、父を失ってから四年になっている。三度目の

妻岡西氏徳と長男恒善、長女純、二男優善とが家族で

五人暮しである。主人が三十七、妻が三十二、長男が

十六、長女が十一、二男が七つである。邸は神田弁慶

橋にあった。知行は三百石である。しかし抽斎は心を

潜めて古代の医書を読むことが好で、技を售ろうとい

う念がないから、知行より外の収入は殆どなかった。ただ

ろう。

■ 音読終了　分　秒　／　所要時間　分　秒

正答率 ／20

1 次の空欄にあてはまる漢字を書きましょう。

① 島根県にある足立美術館の日本□[てい]□[えん]を見に行く。

② 姪の結婚□[しき]で、□[わ]服を着ることにした。

③ 毎日、柔軟体□[そう]をして、けがの予□[ぼう]に努める。

④ 宝珠山立石寺には、□[いわ]山に、いくつものお□[どう]がある。

⑤ 在□[たく]勤務で、満□[いん]電車のストレスがなくなった。

⑥ 祖父は豪□[のう]の出で、後に実□[ぎょう]家になった。

⑦ 紫陽花の色は土が□[さん]性かアルカリ性かで□[へん]化する。

⑧ 家の湿気□[たい]策で、□[まど]を開けて換気をする。

2 今日の ことわざ 次のことわざの空欄にあてはまる漢字を書きましょう。

① □[やす]物買いの□[ぜに]失い…
意味 やすい物は品質が悪く、すぐ傷んだりして使い物にならなかったりして、かえって損をするということ。

② 馬の耳に□[ねん]□[ぶつ]…
意味 いくら言っても効き目のないことのたとえに使う。

第13日 38ページ │ 1 ①流行 ②演奏 ③代表 ④能高 ⑤衛管 ⑥絵教 ⑦的路 ⑧晩腹 │ 2 ことわざ ①顔度 ②聞見

◆ 次の文章を声に出してできる限り速く一回読みましょう。

子猫

寺田寅彦

これまでかつて猫というものの居た事のない私の家の庭に、去年の夏はじめ偶然の機会から急に二疋の猫がはいって来て、それが私の家族の日常生活の上にかなりに鮮明な存在の影を映しはじめた。それは単に小さな子供等の愛撫もしくは玩弄の目的物が出来たというばかりでなく、私自身の内部生活にもなんらかのかすかな光のようなものを投げ込んだように思われた。

このような小動物の性情に既に現われている個性の分化が先ず私を驚かせた。物を云わない獣類と人間との間に起こり得る情緒の反応の機微なのに再び驚かされた。そうしているうちに、いつの間にかこの二疋の猫は私の家族の一部としての存在を認められるようになってしまった。

二疋というのは雌の「三毛」と雄の「たま」とである。

1 次の空欄にあてはまる漢字を書きましょう。

① □しだ（じゅく）たさくらんぼの□（み）がとても甘い。

② □（べん）利な□（しゅう）納ケースを使って部屋を片付ける。

③ 庭（にわ）のスイートピーが□（さ）いたら、□（お）し花にするつもりだ。

④ 早□（ちょう）に出発した船（ふね）が、大□（たいりょう）旗を掲げて帰（かえ）ってきた。

⑤ 博多（はかた）行きの新□（かん）線の指定席を予□（やく）する。

⑥ 映画館（えいがかん）に入（はい）ったら、□常口の確□（にん）をする。

⑦ 所有（しょゆう）する土地（とち）の□量（りょう）を専□（もん）家にしてもらう。

⑧ □□（しゅくしゃく）百万分の一の日本地図（にほんちず）。

2 今日の／ことわざ　次のことわざの空欄にあてはまる漢字を書きましょう。

① 親（した）しき仲（なか）にも□□（れいぎ）あり…

意味 近（ちか）しい間柄（あいだがら）でも、遠慮（えんりょ）がなくなると不和（ふわ）になるので、れいぎを重（おも）んじるべきである。

② 鬼（おに）の居（い）ぬ間（ま）に□□（せんたく）…

意味 怖（こわ）い人や気をつかう人がいない間（あいだ）に自由（じゆう）にくつろぐことのたとえに使（つか）う。

第14日 40ページ **1** ① 庭園 ② 式和 ③ 操防 ④ 岩堂 ⑤ 宅員 ⑥ 農業 ⑦ 酸変 ⑧ 対慈 **ことわざ** ① 安銭 ② 念仏

第**3**週　前頭葉機能検査

□月□日

Ⅰ　カウンティングテスト

1から120までを声に出してできるだけ速く数えます。

数え終わるまでにかかった時間を計りましょう。

□秒

Ⅱ　単語記憶テスト

まず、次のことばを、**2分間**で、できるだけたくさん覚えます。

たすき	いけん	さわぎ	あひる	まんが	ぺんき
たから	きかい	いかだ	まんと	だるま	きげき
ほうじ	らべる	くらい	きぶん	のこり	どせい
ふとん	とうぶ	めかた	むしば	もくば	おかし
きげん	あした	こびと	どうぐ	かめら	もずく

覚えたことばを、裏のページの解答用紙にできるだけたくさん書きます。

2分間で、覚えたことばを、いくつ思い出すことができますか？

Ⅱ 覚えたことばを、**2分間**で ▢ に書きましょう。

［ 単語記憶テスト解答欄 ］

正答数 ▢ 語

Ⅲ 別冊6ページの「**ストループテスト**」も忘れずに行いましょう。

◆　次の文章を声に出してできる限り速く一回読みましょう。

父子鷹　　子母澤寛

まだ夜は明けない。靄が一ぱいで初夏の匂だけがその中からつーんと感じられる。

勝小吉は樺色の肩衣をつけ、袴の股立を高くとって、その靄の中を飛ぶように駈けている。深川油堀の家から、小石川御薬園裏の小普請御支配石川右近将監の下屋敷まで、遅くも六つ半までに着かなくてはならない。

ここへ着いて夏でも冬でも、玄関の板の間に坐って平伏して御支配のお城へ登るのをお見送りするのだ。夏はいいが、冬は寒風の吹きッさらし、慄える仲間が昨今十五人いる。

右近将監がすうーっと前を通る。言葉をかけるところか、見向きもしない。しかし小吉だけは近頃になって二度声をかけられた。

「どうだ」

「はは」

板へ額をすりつける。

1 次の空欄にあてはまる漢字を書きましょう。

① 各政□の代表が□論する番組を見る。

② 会□の□録をデータにして残す。

③ シルクロードは、アジアと西□を結ぶ交□路だった。

④ 住宅の延べ床□□を確認する。

⑤ 恩□を□いて、クラス会を催す。

⑥ □型の台風が日本列島を□断する。

⑦ 市長選挙の立□□者が、駅前で演説する。

⑧ □□結果に基づいた学術論文を読む。

2 今日の／ことわざ 次のことわざの空欄にあてはまる漢字を書きましょう。

① 天は二□を□えず…

意味 天は一人の人間にいくつもの美点や才能をあたえはしない、欠点のない人はいないこと。

② □に交われば□くなる…

意味 人は付き合う仲間によって、よくも悪くも影響されることのたとえに使う。

第15日 42ページ
1 ① 熟実 ② 便収 ③ 咲押 ④ 朝漁
⑤ 幹約 ⑥ 非認 ⑦ 測門 ⑧ 縮尺
2 ことわざ ① 礼儀 ② 洗濯

◆　次の文章を声に出してできる限り速く一回読みましょう。

● 音読開始時刻　分　秒

日本の昔話　瓜子姫

柳田国男

　むかしむかし爺と婆とがありました。爺は山に行って薪を伐り、婆は川に行って洗濯をしました。或日いつものように婆が川へ行くと、川上の方から瓜が一つ流れて来ました。それを拾って来て爺と二人で割って見ると、その中からまことに小さな、美しい女の子が生れました。瓜の中から生れたので、瓜子姫と名を付けて可愛がって育てました。だんだんに大きくなって、好い娘になって毎日々々機を織りました。今年の鎮守様のお祭りには、瓜子をお参りに連れて行こうと思って、爺と婆とはお駕籠を買いに、二人で町へ出かけました。留守にはぴったりと戸を締めて、中で瓜子姫が機を織っていますと、あまのじゃくが遣って来て作り声をして、この戸を少しだけ開けてくれと言いました。

■ 音読終了時刻　分　秒　／　所要時間　分　秒

1 次の空欄にあてはまる漢字を書きましょう。

① □□（えがお）で接客されて、気持ちが良い。

② 女□（せい）で□（だい）初のノーベル賞受賞者はマリ・キュリーだ。

③ 高校の□（そつ）業式で、代表として答□（じ）を読んだ。

④ 介□（ご）保険□（せい）度の概要を調べる。

⑤ 青森□（けん）は、りんごの生産量が国内一□（い）である。

⑥ □□（ざゆう）の銘を手帳に書いておく。

⑦ □（ひょう）庫の姫路城には、白鷺城という□（べつ）名がある。

⑧ オーロラは、大気の発光□□（げんしょう）で、極光ともいう。

2 今日の／ことわざ 次のことわざの空欄にあてはまる漢字を書きましょう。

① 旅は道□（づ）れ□（よ）は情け…

意味 旅は同行者がいると心強いように、世の中で生きるには思いやりの心が大切だということ。

② □□（にく）を切らせて□（ほね）を切る…

意味 自分も傷つく覚悟で、相手に大きな打撃を与えることのたとえに使う。

◆ 次の文章を声に出してできる限り速く一回読みましょう。 ▲音読開始 ☐分☐秒

阿Q正伝　　　　　　魯迅（訳 竹内好）

　私が阿Qの正伝を書こうと思い立ってから、もう一年や二年ではない。しかし書きたい一面、尻込みもする。どうやら私など「言論で後世に不朽の名を残す」柄ではないらしい。というのは、昔から不朽の筆は不朽の人の伝記を書くもの、と相場が決まっている。こうして人は文によって伝わり、文は人によって伝わる——と、なると一体、誰が誰によって伝わるのか、だんだんわからなくなる。それでも結局、阿Qの伝記を書くわけだから、なにか物の怪にでもつかれているのかもしれない。

　さて、この不朽ならぬ速朽の文を書くと決めて、いざ筆をとると、たちまち難関にぶつかった。第一に、その文を何とよぶかだ。孔子は「名正しからざれば言順わず」と言ったが、まことに適切な教訓である。

■音読終了 ☐分☐秒 ／ 所要時間 ☐分☐秒

1 次の空欄にあてはまる漢字を書きましょう。

正答率 ／20

① □器洗い乾燥機で、家事の□担を減らす。

② さわやかな柑橘□の芳香剤を寝室に□く。

③ □秋□に、横綱と大関の白熱した取組を見る。

④ 絵画展に出□した絵が入□した。

⑤ 方□式を使って□学の問題を解く。

⑥ 孫が、時間□りを見て持ち物の□備をする。

⑦ 山形県の□山□泉は、大正ロマンの風情がある。

⑧ 海□沿いにあるカフェで□茶を飲む。

2 今日のことわざ 次のことわざの空欄にあてはまる漢字を書きましょう。

① □に□し襷に長し…

意味 中途半端で役に立たないことや、適切なものはなかなか見つからないことのたとえに使う。

② □□は寝て待て…

意味 幸運は人の力ではどうにもできないから、よい機会をあせらずに待つのがよいということ。

第17日 48ページ
1 ① 笑顔 ② 性最 ③ 卒辞 ④ 護制
⑤ 県位 ⑥ 座右 ⑦ 兵別 ⑧ 現象
ことわざ ① 連世 ② 肉骨

◆ 次の文章を声に出してできる限り速く一回読みましょう。

◯ 音読開始　時刻　　分　　秒

侏儒の言葉　鼻　芥川龍之介

クレオパトラの鼻が曲っていたとすれば、世界の歴史はそのために一変していたかも知れないとは名高いパスカルの警句である。しかし恋人というものは滅多に実相を見るものではない。いや、我々の自己欺瞞は最も完全に行われるのである。一たび恋愛に陥ったが最後、最も完全に行われるのである。

アントニイもそういう例に洩れず、クレオパトラの鼻が曲っていたとすれば、努めてそれを見まいとした。また見ずにはいられない場合もその短所を何か他の長所を探したであろう。何か他の長所を補うべき何か他の長所を探したであろう。天下に我々の恋人ぐらい、無数の長所を具えた女性は一人もいないのに相違ない。アントニイもきっと我々同様、クレオパトラの眼とか唇とかに、あり余る償いを見出したであろう。

◻ 音読終了　時刻　　分　　秒　／　所要時間　　分　　秒

1 次の空欄にあてはまる漢字を書きましょう。

① □海では光が届かず、目が退化した□が多い。

② □天の日が続いて、野菜の□格が上がる。

③ 静□県の三保の松原は、羽衣伝□で名高い。

④ 徳川□府は、三百六十□余り続いた。

⑤ 細部までこだわった□行機の□型を完成させる。

⑥ 腎□には有□物質を体の外に排出する働きがある。

⑦ 国□□合の本部は、アメリカのニューヨークにある。

⑧ 図書館で□りた本を返却□限内に返す。

2 今日の ことわざ 次のことわざの空欄にあてはまる漢字を書きましょう。

① 塵も□も□れば□となる…
意味 わずかなものでもつみ重なれば大きなものになるということのたとえに使う。

② □□先に立たず…
意味 物事が終わってからくやんでも取り返しがつかないこと。行動する前に熟考せよという教え。

第18日 50ページ
1 ①食負 ②系置 ③千楽 ④品賞
⑤程数 ⑥割準 ⑦銀温 ⑧岸紅
2 ことわざ ①帯短 ②果報

52 答えは54ページにあります。

◆ 次の文章を声に出してできる限り速く一回読みましょう。　●音読開始 時刻 □分□秒

折蘆　　　　　　　　　　　　　　　　　　　　　　木々高太郎

　客は東儀が入って行くと、すぐ立ち上って丁寧に頭を下げた。

　東儀は今妻から渡された名刺を持ったまま、応接室に出て来たのだ。その名刺には、知人福山みち子氏をよろしく御紹介申し上げ候、御高配賜わりたき件につきよろしく願い上げ候、と無造作にペンが走らせてあり、東儀もよく知っている、志賀博士の手蹟であった。

　東儀は客と対座しながら、その名刺の上の文字を改めて胸のうちで読んだ。これは客に自己紹介をさせる、東儀のいつものやり方でもあった。

　「おいそがしいところをまことにすみません。私が福山と申す者でございますが」

　「志賀博士とは長いお知り合いでございますか」

　「はい。長いとは申されませんのでございますが、ほんの二三年ほどのお知り合いなのでございます」

●音読終了 時刻 □分□秒 ／ 所要時間 □分□秒

1 次の空欄にあてはまる漢字を書きましょう。

① 日本の家屋は、木□住宅が□い。

② おしゃれな□□屋が商店街に開店した。

③ 関ケ原古□場跡は、国□定の史跡となっている。

④ 大雨のときは、河川の□水に□戒する。

⑤ 会議で出た意見は、□□の空論ばかりだった。

⑥ 小学生の頃は、□□飛行士になりたかった。

⑦ 懸□をして、□体能力の向上をめざす。

⑧ 天□□でかきごおりを作る甘味処へ行く。

2 今日の ことわざ 次のことわざの空欄にあてはまる漢字を書きましょう。

① 二兎を□う□は一兎をも得ず…

意味 二つのことを同時にやろうとして、どちらもうまくいかないことのたとえに使う。

② □く子は□つ…

意味 赤ん坊がよくなくのは元気な証拠であることから、よくなく子は健康にそだっているということ。

前頭葉機能検査

I カウンティングテスト

1から120までを声に出してできるだけ速く数えます。
数え終わるまでにかかった時間を計りましょう。

□秒

II 単語記憶テスト

まず、次のことばを、**2分間**で、できるだけたくさん覚えます。

ぼうし	へきが	わらい	みかた	すぶた	はんし
ぬいめ	かぞく	つがい	ぺんち	くらし	ぶぶん
みやげ	みぞれ	いずみ	みさき	もぐら	こくご
めじろ	きぞく	にもつ	せのび	つくえ	はれぎ
よかん	しぶき	ちかい	べんち	きほん	ねがお

覚えたことばを、裏のページの解答用紙にできるだけたくさん書きます。
2分間で、覚えたことばを、いくつ思い出すことができますか？

Ⅱ 覚えたことばを、**2分間**で ☐☐☐ に書きましょう。

[単語記憶テスト解答欄]

正答数

☐☐☐ 語

Ⅲ 別冊7ページの「**ストループテスト**」も忘れずに行いましょう。

◆　次の文章を声に出してできる限り速く一回読みましょう。

方丈記

鴨長明（現代語訳　佐藤春夫）

行く河の流れは絶えずして、しかも流れ行く河の水は一瞬も止る事がなく、現れるや直に消えてしまって又、新しく現れるのである。世の中の人々の運命や、人々の住家の移り変りの激しい事等は丁度河の流れにも譬め、奔流に現われては消えさる飛沫の様に極め、奔流に現われる飛沫は、流に現われるやすく消えてしまって又、新しく現れるのである。壮麗を極めた花の都の中にきっとめて稀に、現在まで続いていると云う住家は殆どなく、昔の儘に現在まで続いていると云う住家は殆どなく、極めて稀に、昔の美しさのある物を発見するのが頗る難しいことなのである。

お互に競争し合っている。これ等の色々な人々の住家はは何時の時代にでもあるもので決して絶えるものではない住家は

立ち並んでいる家々は各々の美しく高い甍を住家からない

とはかないものである。貴賤様々な人々の住家は

えられ、又奔流に現われては消えさる飛沫の様に極め

の住家の移り変りの激しい事等は丁度河の流れにも譬

一瞬も止る事がなく、現れるや直に消えてしまって又

の中になく、昔の儘に現在まで続いていると云う住家は殆ど

壮麗を極めた花の都の中にきっとめて稀に、昔の美しさのある

の中に不変のものを見出すと云う事は出来るもので

のが頗る難しいことなのである。

1 次の空欄にあてはまる漢字を書きましょう。

① □中□舞いのはがきを友人に出す。

② 面倒な仕事でも、□先して取り□む。

③ 熱中症対策には、水分補□が大□だ。

④ □動会で□援合戦をする孫の動画を撮る。

⑤ 世界の□境を巡った紀行文は、読む価□がある。

⑥ ブルボン王朝は、七月革□命で終焉を□えた。

⑦ テレビで、知事□挙の開□速報をみる。

⑧ 子どもたちが、□□を祝いに来てくれた。

2 今日の ことわざ 次のことわざの空欄にあてはまる漢字を書きましょう。

① 医者の不□□… 意味 他人には立派なことを言いながら、自分ではそれを実行しないことのたとえに使う。

② □けるが□… 意味 その場では相手にからだをゆずっても、結局はそれがしょうりにつながるということ。

□月□日

◆次の文章を声に出してできる限り速く一回読みましょう。

▲音読開始 □分□秒

銭形平次捕物控　野村胡堂

平次屠蘇機嫌

八丁堀町御組屋敷の年始廻りをした

銭形平次と子分の八五郎は、海賊橋を渡って、青物町へ入ろうと言うところでヒョイと立止りました。

「べ、目出度いな」

「くエ――」

ガラッ八は眼をパチパチさせます。正月の元日が今まで始めて解った筈もなく、天気は朝から日本晴れだから、この元日が目出度がられるわけは無いような気がしたので、今更親分に目出度がられるわけは無いような気がしたのです。

「旦那方の前じゃ、呑んだ酒も身につかねえ。丁度腹は減っているだろう。一杯身につけようじゃないか」

平次は斯んな事を言って、ヒョイと顎をしゃくります。成程その顎の向った方角に活鯛屋敷の前に大門松を押っ立てゝ、年始廻りの中食で賑わっていたのです。何時の間に出来たか、酒落た料理屋が一軒、具合も北山だ、

■音読終了 □分□秒 ／ 所要時間 □分□秒

59

1 次の空欄にあてはまる漢字を書きましょう。

① □(とち)木県の宇都宮で、名物の餃子に□(し)鼓を打つ。

② 講道館は、□(じゅう)道の総□(ほん)山といわれている。

③ □(あつ)紙と□(ぬの)の端切れで、小物入れを作った。

④ □(し)法書士は、難易度が高い国家資□(かく)の一つだ。

⑤ 温泉についての季□(かん)誌を定期購□(どく)している。

⑥ 重□(よう)な事柄から□(じゅん)番に話し始める。

⑦ 電□(ちゅう)にとまった蝉が、元気よく□(な)いている。

⑧ □(ゆう)食後は、皆で集まって一家□(だん)繰のひとときを過ごす。

2 今日の ことわざ 次のことわざの空欄にあてはまる漢字を書きましょう。

① 河童の□(かわ)□(なが)れ…　意味 どんなにその道の名人や達人といわれる人でも、失敗することがあるというたとえに使う。

② □(や)け石に□(みず)…　意味 事態に対処するには努力や援助がわずかで、効き目がないことのたとえに使う。

第21日 58ページ
1 ① 暑見 ② 率組 ③ 給切 ④ 運応 ⑤ 秘値 ⑥ 革迎 ⑦ 選票 ⑧ 還暦
2 ことわざ ① 養生 ② 負勝

答えは62ページにあります。

◆ 次の文章を声に出してできる限り速く一回読みましょう。

雪の十勝 ——雪の研究の生活—— 中谷宇吉郎

初めは慰み半分に手をつけて見た雪の研究も、段々と深入りして行ったことになる。落付く場所は道片のヒュッテ白銀荘という小屋で、泥流コースの近く、吹上温泉から五丁と距たっていない所である。此処は丁度十勝岳の中腹、森林地帯をそろそろ抜けようとするあたり、標高にして千六十米位はある所である。

雪の研究といっても、今までは主として顕微鏡写真を撮ることが仕事であって、そのためには、顕微鏡は勿論のこと、その写真装置、それに携帯用の暗室など、かなりの荷物を運ぶ必要があった。その外に一行の食料品からおやつの準備まで大体一回の滞在期間約十日分を持って行かねばならぬので、その方の準備もまた相当な騒ぎである。

61

1 次の空欄にあてはまる漢字を書きましょう。

正答率 ／20

① 鳴門海□は、□の流れが速いことで有名だ。

② 公□料金の支□いに、銀行の口座振替を利用する。

③ アメリカとカナダの□□に、ナイアガラの滝はある。

④ □母は明□生まれ、母は大正生まれだ。

⑤ 日本の野□チームが、□勝トーナメントで戦う。

⑥ 古い木造の校□を同□生と訪れる。

⑦ 孫は、小□科の□者になるのが夢らしい。

⑧ 職場の新しい規則を、□知徹□する。

2 今日の ことわざ 次のことわざの空欄にあてはまる漢字を書きましょう。

① □□ 相照らす… 意味 互いに心のそこまで打ち明けて、親しくするたとえに使う。

② □□ 矢の如し… 意味 飛ぶ矢のように、月日の過ぎるのが早いことのたとえに使う。

第22日 60ページ 1 ①栃舌 ②柔本 ③厚布 ④司格 ⑤刊読 ⑥要順 ⑦柱鳴 ⑧夕団 2 ことわざ ①川流 ②焼水

◆次の文章を声に出してできる限り速く二回読みましょう。

音読開始時刻　　分　　秒

外套

ゴーゴリ（訳　平井肇）

　或る省の或る局に……併し何局とははっきり言わない方がいいだろう。おしなべて官房とか聯隊とか事務局とか、一口にいえば、あらゆる役人階級ほど怒りっぽいものはないからである。今日では総じて自分一個が侮辱されても、なんぞやその社会全体が侮辱されでもしたように思いこむ癖がある。つい最近にも、どこの市だったか聢とは憶えていないが、さる警察署長から上申書が提出されて、その中には、国家の威令が危殆に瀕していること、警察署長という神聖な肩書が無闇に濫用されていること等が明記されていたそうである。しかも、その証拠だと言って、件の上申書には一篇の小説めいた甚く厖大な述作が添えてあり、その十頁ごとに警察署長が登場するばかりか、ところに依っては、へべれけに泥酔した姿を現わしているとのことである。

音読終了時刻　　分　　秒 ／ 所要時間　　分　　秒

正答率 /20

1 次の空欄にあてはまる漢字を書きましょう。

① 退職時、職場の仲□（ま）から□（おく）り物をもらった。

② 洋服や布団を□（あっ）縮袋に収納して□（かた）付ける。

③ 楽な□（し）勢でできるトレーニングを□（はじ）めた。

④ アマゾン川流□（いき）を□（たん）検するテレビ番組を見る。

⑤ 顧客の要□（ぼう）に応えるよう、部下に指□（じ）した。

⑥ 川の水位を□（てい）点カメラの映像で□（かく）認する。

⑦ □（おう）年の人気俳優が出演したドラマの総集□（へん）を見る。

⑧ 一夜□（かざ）りにならないよう、早めに□（まつ）かざりを買う。

2 今日の **ことわざ** 次のことわざの空欄にあてはまる漢字を書きましょう。

① □□（りょうやく）は口に苦し…　**意味** 本当にためになる忠告は、聞くのが辛いもののたとえに使う。

② 一□（すん）の□（むし）にも五□（ぶ）の魂…　**意味** どんなに弱く小さなものでもそれで相応の考えや語りを持っているから、馬鹿にしてはならないことのたとえに使う。

◆　次の文章を声に出してできる限り速く一回読みましょう。

●音読開始時刻　□分□秒

静かな生活　　大江健三郎

　父がカリフォルニアの大学に居住作家として招かれ、事情があって母も同行することになった年のこと。出発が近づいて、家の食卓を囲んではあるが、いつもよりあらたまった雰囲気の夕食をした。こういう時にも、家族に関するかぎり大切なことは冗談と綯いあわせてしか話せない父は、ともあれ成人となった私の結婚計画について、陽気な話題のようにあつかおうとした。私の方は、自分のことが話合いの中心でも、子供の時からの性格があり、このところの習慣もあって、周りの発言に耳をかたむけているだけだ。それでも麦酒で一杯機嫌の父はメゲないで、

　――ともかくも、最低の条件は提示してみてくれ、といった。

　もっとも、はじめから愛想のない返事を予期して、父はなかば開口したような笑顔で見つめてくるのだ。

■音読終了時刻　□分□秒　／　所要時間　□分□秒

1 次の空欄にあてはまる漢字を書きましょう。　正答率 /20

① □（ぶ）用品を処分して、スペースを有□（こう）に使う。

② 新しい表□（さつ）を、新居の門□（び）に取り付ける。

③ 青森県の猿ヶ森□□（さきゅう）の広さは、日本最大規模だ。

④ 家族□（しゃ）真を、小さな□（がく）縁に入れて居間に飾る。

⑤ □（びょう）院に、服用薬の履歴が分かる手□（ちょう）を持って行く。

⑥ ふるさと納□（ぜい）の返礼品として、□（とく）産品が届いた。

⑦ 旅先では、□（き）重品を身□（はだ）離さず持ち歩く。

⑧ 選□（きょ）前に、候補者のポスターを□（けい）示板で確認する。

2 今日の ことわざ　次のことわざの空欄にあてはまる漢字を書きましょう。

① □（もも）栗三年柿八年…

意味 モモとクリは芽吹いてから三年で実を結ぶことから、何事も成就するのに時間がかかることのたとえに使う。

② □□（せんり）の道も一歩より…

意味 どんなに大きな計画でも、手近なところから始まることのたとえに使う。

第24日 64ページ
1 ①間 贈 ②圧 片 ③姿 始 ④域 探 ⑤望 示 ⑥定 確 ⑦任 編 ⑧飾 松
2 ことわざ ①良薬 ②虫 分

前頭葉機能検査 ☐月☐日

I カウンティングテスト

1から120までを声に出してできるだけ速く数えます。
数え終わるまでにかかった時間を計りましょう。

☐ 秒

II 単語記憶テスト

まず、次のことばを、**2分間**で、できるだけたくさん覚えます。

さくら	ぬりえ	いびき	えのき	ふしぎ	きいと
りよう	ほさき	ちしき	まきば	わぎり	へいわ
めいろ	はたき	わかれ	ちぇろ	いふく	きまり
せりふ	からす	ぎもん	はたけ	きあつ	うりば
らんち	もみじ	ゆうが	ぽっと	かえる	ふもと

覚えたことばを、裏のページの解答用紙にできるだけたくさん書きます。
2分間で、覚えたことばを、いくつ思い出すことができますか？

Ⅱ 覚えたことばを、**2分間**で　□□□□　に書きましょう。

［ 単語記憶テスト解答欄 ］

正答数

□□□ 語

Ⅲ 別冊8ページの「**ストループテスト**」も忘れずに行いましょう。

庵ざむらい　第一話　鴫と蛤は漁師がとる

白石一郎

雨あがりの朝だった。うららかに晴れた空高く鋭い小鳥の声が聞こえていた。昨夜の雨のため、まだ数輪のこっていた白梅の花びらが散ってしまったが、庭の樹々の縁は打ち水をされて、生き返ったようにあざやかだ。

お夏が茶を男の部屋へ運んだとき、十時半睡はその庭に面した縁側に座ぶとんを持ち出して坐っていた。

右手にぼろ布を持ち、何かをしきりに磨いている。お夏が茶をすすめながら男の手もとを見ると、刀の鐔であった。

「どうじゃ、きれいになったろう」

半睡は、得意げに鐔をお夏に見せ、

「ゆうべ屋根の上にあげておいたのじゃ。しみの出た古い鐔はな、ひと晩夜露に濡らすが、思い切って磨いてあとでこうして磨いてやればよい」

正答率 　/20

1 次の空欄にあてはまる漢字を書きましょう。

① 伊勢うどんは、三□県の□土料理の一つだ。

② 熟練した□人が作った伝統□芸品を土産に買う。

③ 幼い頃、風邪をひいた□の□病をよくした。

④ トレヴィの□は、バロック□式の美しい噴水だ。

⑤ □大□を使って、新聞の小さな字を読む。

⑥ 日本では、明治時代から真□の養□が行われている。

⑦ オリンピックで初めて□術□技を観戦する。

⑧ □日は、最高気温が三十五度□上の猛暑日だった。

2 今日の ことわざ 次のことわざの空欄にあてはまる漢字を書きましょう。

① 鬼に□□… 意味 もともと強いものに何かが加わってさらに強くなることのたとえに使う。

② 釈迦に□□… 意味 ある事柄を知りつくしている人に、それを教えることが愚かで、不必要であることのたとえに使う。

第25日 66ページ **1** ① 不 効 ② 札 扉 ③ 砂 丘 ④ 写 額 ⑤ 病 帳 ⑥ 税 特 ⑦ 貴 肌 ⑧ 挙 掲 **2** ①桃 柿 ②千 里

◆ 次の文章を声に出してできる限り速く一回読みましょう。

● 音読開始　　分　　秒

日本語の変遷　序論

金田一京助

　言語というものは、民族の伝承の上に存在し、民族生活の進展につれて時代から時代へ不断の変遷・発達をし続けるものである。ただその変遷は、目にも止まらない小さな差異を織り置んで、極めて徐々として進行するのが常であり、進行中には、格別意識にものぼらないが、若干の時を重ねて初めてそれと気がつくといったようなものである。例えば昔はアくウミの国であった。それがアくウミの国、アくウミの国といっているうちに、いつかアウミの国となり、アウミの国、アウミの国といっているうちに、いつかアウミの国となり、またついにオオミの国となっている。昔のカミツケの国がいつのまにか、カミツケの国、カミツケの国、カミツケの国、ついにコオヅケの国となっている、というようなわけである。

● 音読終了　　分　　秒 ／ 所要時間　　分　　秒

1 次の空欄にあてはまる漢字を書きましょう。

① 修善寺で、□□ある街並みを散策する。

② □居周辺に残る、重要文化□や史跡を巡る。

③ 眼鏡を新しくする前に、眼科で□力□査をする。

④ お気に入りの展□会を最□日にもう一度見に行く。

⑤ □界に挑戦するアスリートの姿に感□する。

⑥ □内会の□長と、地区の夏祭りの計画を立てた。

⑦ 太□の塔は、一九七〇年大阪万□でのシンボルだった。

⑧ 一週間前から旅行に□要な物を準□し始めた。

2 今日のことわざ 次のことわざの空欄にあてはまる漢字を書きましょう。

① □は身を□ける…
意味 身につけた技やげいが、困窮したときなどの生活を支えること。

② □の□ち腐れ…
意味 せっかく良いものをもっているのにそれを有効に使わないことや、才能や手腕がありながらそれを活用できないこと。

第26日 70ページ 1 ⑤拡鏡 ⑥珠殖 ⑦馬競 ⑧昨泉様 ① ①重郷 ②職工 ③妹看 ④泉様 ことわざ ①金棒 ②説法

◆ 次の文章を声に出してできる限り速く一回読みましょう。

電車で　　　　　　　　　　　　　　　　　　　　　　尾崎一雄

先日、省線電車で、妙な青年を見かけた。

シャレた型の背広に、長髪を黒ソフトの下に見せ、車室に立った白塗の鉄棒によりかかっていた。それだけなら大して気にもならぬのだが、彼が胸にかかえるその青年をじろじろ眺め始めたのである。

彼が持っているのは、大判の原稿紙を叮嚀に二つ折りにした部厚な綴じ込みだった。表紙には、「長篇恋愛小説『彼と彼女』」と大きく墨書してある。適当の所にかくされている彼の手で、抱えた彼の手でかくされていると見えた。

へえ、驚いたな、と云う気持で彼の顔を見ると、生憎ニキビが可なり吹き出ている。余り利口そうな眼つきでもない。これは少し誂え向き過ぎる、と私は苦笑した。

1 次の空欄にあてはまる漢字を書きましょう。

① 味噌汁の［ ］（ぐ）に［ ］（こん）菜類をたっぷり入れる。

② 運転免［ ］証の［ ］新時に講習を受ける。

③ 娘が就職［ ］動中、よく面［ ］の練習相手になった。

④ 日本の［ ］［ ］石の輸入先一位は、オーストラリアだ。

⑤ 大阪城の天［ ］閣は、昭和六年に［ ］建されたものだ。

⑥ 夕食の［ ］料を買いに、近くの［ ］店街へ行く。

⑦ 会社に［ ］る宅［ ］便の伝票を、間違いなく記入する。

⑧ 来年、友人の娘が、海外へ［ ］学［ ］学するそうだ。

2 今日のことわざ 次のことわざの空欄にあてはまる漢字を書きましょう。

① ［ ］振り合うも他生の［ ］…

意味 ちょっとした出来事でも、全て偶然ではなく、えんがあって起こることであるということ。

② ［ ］［ ］の仲…意味 非常に仲が悪いことのたとえに使う。

第27日 72ページ

1 ①風情 ②皇財 ③視検 ④覧終
⑤限動 ⑥町班 ⑦陽博 ⑧必備

ことわざ ①芸助 ②宝持

あたまをオシャレに 「もの忘れ自慢」のこと 森毅

　年が明けると早々に、六〇歳になる。格別にめでたいこととも思われぬが、もの忘れをしたときに居直る口実が増える。

　だいたいぼくは、ものの記憶をためこむことより、忘れることのほうが大事だと考えている。それでも、なにかのときに妙な記憶が出てきて、ものおぼえのよいように錯覚されたりもするが、たくさん忘れているから妙な記憶だけがめだつのである。

　このところ朝日新聞で書評をしているので、むやみに本を読むのだが、本を読むって読んだ内容をどんどん忘れることにある。若いころには、他人の読んでる本の内容を知らないと、遅れをとるような気がしたものだが、案外世事についての「高貴の出」のように見えて悪くないと思うようになった。

正答率 ／20

1 次の空欄にあてはまる漢字を書きましょう。

① 仲間と[　][　]船を借り切って、花火大会を楽しんだ。

② 市の祭りで、鼓[　][　]のパレードや流し踊りを見る。

③ 駅前の交番に、財布の[　]とし物を[　]ける。

④ 最前[　]で歌舞伎を観劇したら、迫力満[　]だった。

⑤ 受験に失[　]しないように、[　]強のやり方を工夫した。

⑥ 職員の能力を生かせる[　][　]に、人員を配置する。

⑦ 毎年ゴールデンウィークに、潮[　][　]りに行く。

⑧ 水回りの掃除をして、清[　]な状態を[　]つ。

2 今日の／[ことわざ] 次のことわざの空欄にあてはまる漢字を書きましょう。

① [　]んで火に入る[　]の虫…
意味 自分からすすんで危険や災いの中に入っていくことのたとえに使う。

② [　]じ[　]の[　]…
意味 関係がないように見えて、実は一緒に悪事などを働く仲間であることのたとえに使う。

第28日 74ページ 1 ①具根 ②許更 ③活接 ④鉄鉱 ⑤守再 ⑥村商 ⑦送配 ⑧語留 [ことわざ] ①袖縁 ②犬猿

◆ 次の文章を声に出してできる限り速く一回読みましょう。

● 音読開始時刻 □分□秒

軽気球

ラーゲルレーヴ（訳 山室静）

十月の雨もよいのある夕方、ストックホルム行き列車の三等室の一隅に、父親と二人の子供が腰かけていた。一方のベンチに父親が一人で坐り、二人の子供は彼と向きあってぴったりと寄りそいながら、ジュール・ヴェルヌの『軽気球にのって六週間』という小説を読んでいた。本はずいぶんよごれていた。二人の子供はこの本をほとんどそらでおぼえていて、その内容については何べんもなんども議論してきたものだったが、いま読み返してみても同じ喜びを感じるのだった。それというわけで二人はなにもかも忘れて、大胆な乗組員たちのあとについてアフリカを横断していたので、本から目をあげて沿線のスエーデンの村々を眺めることも、めったになかった。

二人の子供は、たいそうよく似ていた。

● 音読終了時刻 □分□秒 ／ 所要時間 □分□秒

正答率 ／20

1 次の空欄にあてはまる漢字を書きましょう。

① □妹で行く、世□一周旅行の計画を立てる。

② 最新の機能がついた□□器を買った。

③ 応仁の□の後、約一世紀にわたる戦国□代が続いた。

④ 小笠原□島の□然はとても豊かで独特だ。

⑤ □人公の監□医が事件の真相に迫るドラマを見る。

⑥ 渋谷駅の□大ハチ公像の前で□ち合わせする。

⑦ □活量を測定したら、年齢の平□以上だった。

⑧ □ごはんは、中華の店で□当を買うことが多い。

2 今日のことわざ　次のことわざの空欄にあてはまる漢字を書きましょう。

① □らぬ□に祟りなし…

（意味）関わりをもたなければ災いを招くことはないから、面倒なことには手を出すなということのたとえに使う。

② 捕らぬ狸の□算用…

（意味）まだ手に入っていないうちから、それを当てにあれこれ計画することのたとえに使う。

第29日　76ページ

1 ①屋形　②笛隊　③落届　④列
⑤敗勉　⑥部署　⑦千狩　⑧潔　保点

2 ことわざ　①飛　夏　②同　穴

答えは82ページにあります。

第6週 前頭葉機能検査 ☐月☐日

I カウンティングテスト

1から120までを声に出してできるだけ速く数えます。
数え終わるまでにかかった時間を計りましょう。

☐ 秒

II 単語記憶テスト

まず、次のことばを、**2分間**で、できるだけたくさん覚えます。

ひよこ	さいん	えふで	こうら	うみべ	るてん
みりん	らいす	さかな	ごぜん	のぼる	はやし
そこく	ひつじ	にかい	けんか	ぱいぷ	むふう
ぶたい	ななつ	えいご	いのち	みぶり	つつみ
はいく	こもの	けいと	とうじ	みんな	だいず

覚えたことばを、裏のページの解答用紙にできるだけたくさん書きます。
2分間で、覚えたことばを、いくつ思い出すことができますか？

Ⅱ 覚えたことばを、**2分間**で □□□ に書きましょう。

[単語記憶テスト解答欄]

正答数

語

Ⅲ 別冊9ページの「**ストループテスト**」も忘れずに行いましょう。

◆ 次の文章を声に出してできる限り速く一回読みましょう。　● 音読開始 □分□秒

穢土荘厳
杉本苑子

　雨気を含んだ突風が逆落としのはげしさで地を薙ぐたびに、畦の土ぼこりが舞いあがり、刈り入れどきの稲穂が浪立らうねった。

　見はるかす稔り田の彼方に都市の家並みが、身を伏せた野獣の背に似てひらたく、しかし充分な厚みを感じさせる手応えで拡がっている。遷都以来、十八年——。建つべき予定の建物は宮闕も寺社も、おおよそは建ち揃って、ようやく都邑としての偉容をととのえ終った寧楽の京である。

　いま、その上空は密雲に閉ざされ、墨壺の中身をぶちまけてもしたように、西の山ぎわにさがるにつれて暗色を濃くしていた。雲を引き裂いて、間断なく稲妻が走る。田園と聚落をくぎる長大な羅城が、そのたびに青白く泛かびあがった。

● 音読終了 □分□秒 ／ 所要時間 □分□秒

1 次の空欄にあてはまる漢字を書きましょう。

① 英和辞[典]を引きながら、英字新聞を翻[訳]してみる。

② 社内で、交代制の[勤]務を[導]入するか検討する。

③ 駅の軒先にツバメの[巣]を見つけて、[春]を感じる。

④ [羊]毛フェルトで、[娘]にマスコットを作ってあげる。

⑤ ツツジは、[有][毒]な種類もあるので注意が必要だ。

⑥ 全三部作の長編[歴]史映画を寝る間も[惜]しんでみる。

⑦ 伊豆大島の地[層]の[断]面から、自然の雄大さを感じる。

⑧ [責]任ある仕事をやり遂げると、[達]成感がある。

2 今日のことわざ 次のことわざの空欄にあてはまる漢字を書きましょう。

① [無]理が[通]れば道理が引っ込む…
意味 道理に反することがまかり通るような世の中では、正しいことが行われなくなってしまうということ。

② [飼]い犬に[手]を嚙まれる…
意味 日頃から世話をしたりかわいがったりしている人に、裏切られるという目にあうことのたとえに使う。

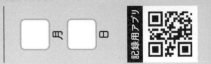

◆　次の文章を声に出してできる限り速く一回読みましょう。

●音読開始時刻　□分□秒

飛騨の朝市

大佛次郎

　飛騨の高山に古い祭があると聞いていて以前から見たいと考えたが、先週に仕事を無理して、こうして出かけた。

　仕事を無理してとは、来月の歌舞伎座のために平重衡の南都炎上を書いて上演する。奈良の大仏が焼け落ちた時の話である。本の半分まで書いて渡して、あとは高山から帰ってから書くから、という約束で出かけた。

　これは別に不心得な話ではなかった。私は汽車、電車に乗ると物を落着いて考えることができる。座席に長い時間だから、それからそれと連れがあっても口をきかないで、たいていそれを考えて頭の中を整理して行く。私の小説の多くが汽車の旅行の間に芽ばえたり、形をまとめているる。そこで今度の旅の道連れは妻や友人たちばかりでなく、平重衡や、頼朝や千手の前や奈良の僧兵であった。

●音読終了時刻　□分□秒　／　所要時間　□分□秒

83

1 次の空欄にあてはまる漢字を書きましょう。

① 新しい登山□を、出発日までに□もならす。

② 確定□告に備えて、□収書を保管しておく。

③ 夏野□には、体を□やすなどの効果もある。

④ 人生の□目では、必ず写真を□すようにしている。

⑤ □董市で、掘り出し物の器を見つけて□奮する。

⑥ □□県の仙台七夕まつりは、豪華な笹飾りが有名だ。

⑦ 無農薬のレモンと氷砂□と蜂□で、シロップを作る。

⑧ 重い物を□□したので、家まで配達を□頼した。

2 今日のことわざ 次のことわざの空欄にあてはまる漢字を書きましょう。

① □□先は□… 意味 将来は、ほんの少し先のことであってもどうなるか予測できないことのたとえに使う。

② □□の目にも□… 意味 どんなに無慈悲な人でも、ときには同情やあわれみの心から優しくなることのたとえに使う。

第31日 82ページ
1 ① 典訳 ② 勤導 ③ 巣着 ④ 羊娘 ⑤ 有毒 ⑥ 歴惜 ⑦ 層断 ⑧ 貴達
ことわざ ① 無通 ② 飼手

◆ 次の文章を声に出してできる限り速く一回読みましょう。

ひょっとこ

芥川龍之介

　吾妻橋の欄干によって、人が大ぜい立っている。時々巡査が来て小言を云うが、すぐまた元のように人山が出来てしまう。皆、この橋の下を通る花見の船を見に立っているのである。

　船は川下から、一二艘ずつ引き潮の川を上って来る。大抵は伝馬に帆木綿の天井を張って、そのまわりに紅白のだんだらの幕をさげている。そして、舳には、旗を立てたり古風な幟を立てたりしている。幕の間から、お揃いの手拭を、吉原かぶりにしたり、米屋かぶりにしたりした人間は、皆酔っているらしい。

　人間は、皆酔っているらしい。手拭を、吉原かぶりにしたり、米屋かぶりにしたりした人たちが「一本、二本」と拳をうっているのが見える。首をふりながら、苦しそうに何か唄っているのが見える。それが橋の上にいる人間から見ると、滑稽としか思われない。

正答率 /20

1 次の空欄にあてはまる漢字を書きましょう。

① お盆休みを早めに□□し、帰□の渋滞を避ける。

② □□立てを機に、活版印□□で少し凝った名刺を作ってみた。

③ □後から雨の予報なので、□りたたみ傘を持ってきた。

④ 能登半□の最先端、禄剛崎から□景を見る。

⑤ 市のハーフマラソンを□□することが、今年の目標だ。

⑥ □時間の昼寝は、□中力を高める効果もある。

⑦ 梅干しを食べると、□□の調子が整えられるそうだ。

⑧ □詣は、毎年決まった所くお□りに行く。

2 今日の/ことわざ 次のことわざの空欄にあてはまる漢字を書きましょう。

① □い時の苦□は買ってもせよ…

意味 わかい時の大変で困難な経験は将来必ず役立つから、自分から進んで求めても経験したほうがよいということ。

② 嘘も□□…

意味 物事を円滑に進めるために、時と場合によっては嘘をつく必要があるということ。

第32日 84ページ

1 ① 靴履 ② 申領 ③ 菜冷 ④ 節残
⑤ 骨興履 ⑥ 宮城 ⑦ 糖蜜 ⑧ 購依

ことわざ ① 寸闇 ② 鬼涙

◆　次の文章を声に出してできる限り速く一回読みましょう。

● 音読開始時刻　　分　　秒

貝がらと海の音

庄野潤三

成城へ行く用があって、昼食後、妻と二人で家を出る。八月が終わって、九月に入った最初の日のこと。暑い日。崖の坂道を下りて行くと、崖寄りの、雨水が流れるようになったコンクリートの溝の縁の狭いところを、小さなとかげがわれわれと競走するように走った。私も妻もとかげの走る速さにも大くんな速度で走る。と、不意に向きを変えて、もと来た驚きながら歩く。と、不意に向きを変えて、もと来た方へ走り出した。今までとは逆の方向へ、これまでと全く変らない速さで走り出した。

こちらについて走って行ったのはよくないと咄嗟に判断したのだろうか。とにかく、一瞬に向きを変えることに決めて、真うしろを向いて走り出した。

「驚いたな」

と私はいった。

「よくあんなことが出来るもんだな」

● 音読終了時刻　　分　　秒　／　所要時間　　分　　秒

87

第34日

1 次の空欄にあてはまる漢字を書きましょう。

正答率 ／20

① 孫が［　］びに来る日は、［　］物のお菓子を用意しておく。

② ［　］［　］県の離島を巡るツアーに申し込む。

③ メールを送［　］する前に、送り先を再度［　］かめる。

④ 真ちゅう製のバックルの色が、［　］年変［　］するのを楽しむ。

⑤ ［　］春時代に熱狂したロックバンドが再［　］成したそうだ。

⑥ 近所の教室で、油絵を［　］礎から［　］い始めた。

⑦ ［　］午の節句につかる菖蒲湯には、［　］気払いの意味がある。

⑧ 水をろ過できるグッズは、［　］［　］な防災用品だ。

2 今日の／ことわざ 次のことわざの空欄にあてはまる漢字を書きましょう。

① 猫に［　］［　］…
意味 貴重なものや高価なものを与えても、その価値が分からない人にとっては、何の役にも立たないことのたとえに使う。

② ［　］［　］の石…
意味 たにんのつまらない言動も、自分の人格を磨くのに役立つということのたとえに使う。

第33日 86ページ **1** ①取省 ②独刷 ③午 ④鳥絶
⑤完走 ⑥短集 ⑦胃腸 ⑧初参絶 **ことわざ** ①若労 ②方便

88

◆ 次の文章を声に出してできる限り速く一回読みましょう。　● 音読開始 時刻 ◻︎分 ◻︎秒

塀を塗るトム・ソーヤー

マーク・トウェイン（訳 吉田甲子太郎）

日曜の朝が来た。夏の世界はどこもかしこも明るくいきいきしていた。いのちがあふれていた。誰の胸にも歌があった。そしてその胸が若ければその音楽は唇からほとばしり出た。どの顔もうれしそうで、歩くたびに足ははずんだ。あかしやの花が咲き、花の匂いが空気をみたしていた。

村の向こうに高くそびえるカーディフの丘は、茂る草木で緑色だ。ちょうどうまい遠さのところにあるので、その上に立てば天国が眺められるという「よろこびの山」のように、霞んで安らかに見える。すぐにも飛んで行きたいようであった。

トムが漆喰を溶いた水を入れたバケツと柄の長い刷毛をさげて歩道の上にあらわれた。彼はずうっと塀を見わたした。

● 音読終了 時刻 ◻︎分 ◻︎秒／所要時間 ◻︎分 ◻︎秒

1 次の空欄にあてはまる漢字を書きましょう。

正答率　／20

① 青森県には、□が通れない□しい階段国道がある。

② □校が、初戦を突破した□いで、決勝まで進んだ。

③ 荷物を□けてから、宿の□くを観光した。

④ ユーラシア大□の最□端は、ポルトガルのロカ岬だ。

⑤ □□差で風邪をひかないように気をつける。

⑥ □境への配慮で、水□を持ち歩くようになった。

⑦ サボテンの□えかえ方を□えてもらう。

⑧ □□を過ぎると、暑さもいよいよ本番を迎える。

2 今日のことわざ 次のことわざの空欄にあてはまる漢字を書きましょう。

① 山椒は小□でもぴりりと□い…
意味　体は小さくても、気性や才能が鋭くすぐれていて、侮れないことのたとえに使う。

② □□に一生を得る…
意味　ほとんど助かる見込みのなかったところを、何とか助かることのたとえに使う。

第34日 88ページ　1　①遊好　②沖縄　③信確　④経化　⑤青結　⑥基習　⑦端邪　⑧優秀　ことわざ　①小判　②他山

答えは94ページにあります。

I　カウンティングテスト

1から120までを声に出してできるだけ速く数えます。
数え終わるまでにかかった時間を計りましょう。

□□□秒

II　単語記憶テスト

まず、次のことばを、**2分間**で、できるだけたくさん覚えます。

ばいく	はだし	しずく	じてん	へいき	めろん
いりえ	やじり	うらん	ほうき	たばこ	かびん
げんき	えもの	もぐさ	ことば	きもの	れんげ
きもち	おとな	ずのう	てがら	はかり	けいこ
こあら	ふぁん	ゆけつ	ひので	たいこ	ひなん

覚えたことばを、裏のページの解答用紙にできるだけたくさん書きます。
2分間で、覚えたことばを、いくつ思い出すことができますか？

Ⅱ 覚えたことばを、**2分間**で 🔲 に書きましょう。

［ 単語記憶テスト解答欄 ］

正答数

　　　　語

Ⅲ 別冊10ページの「**ストループテスト**」も忘れずに行いましょう。

◆ 次の文章を声に出してできる限り速く一回読みましょう。

●音読開始　時刻　　分　　秒

人とつき合う法　よき隣人

河盛好蔵

今から三十年も昔のことである。私はパリからマドリッドへ行く汽車のなかで若いボルトガル人と知り合いになった。彼はどこかの商店のパリ出張員で、一年のうち半年だけパリに滞在するんだそうだが、パリほど住みよいところはない、それは同じアパートに住んでいても、向う三軒両隣りの人たちと全く関係なしにいることができる。彼らが何をして暮しているかについてこちらは全く無関心だし、彼らも自分の生活に少しも干渉しない。しかしこれから帰ってゆく自分の町の、ボルトガルのボルトでは全くちがう。古くて小さい町だから、顔なじみの人間が多く、また人の口がうるさい。朝どこかの町角で若い娘さんと立話をすると、夕方には町中の人がそれを知っている。全く住みにくいところだ、と述懐した。

●音読終了　時刻　　分　　秒　／　所要時間　　分　　秒

1 次の空欄にあてはまる漢字を書きましょう。　　正答率 ／20

① 旅先（たびさき）で[林（はやし）]の中（なか）を散歩（さんぽ）していたら[鹿（しか）]を見（み）かけた。

② 庭（にわ）で収（しゅう）[穫（かく）]したトマトが[余（あま）]ったので、友人（ゆうじん）にあげた。

③ [注（ちゅう）]目（もく）の裁判（さいばん）は、傍聴（ぼうちょう）[席（せき）]の抽選（ちゅうせん）に行列（ぎょうれつ）ができる。

④ 一（いち）[眼（がん）]レフのカメラを持（も）って、[妻（つま）]と花見（はなみ）く出（で）かける。

⑤ [世（せ）]界（かい）的に有名（ゆうめい）な指（し）[揮（き）]者（しゃ）の公演（こうえん）チケットが当（あ）たった。

⑥ プラトンは、[古（こ）]代（だい）ギリシャの代表的（だいひょうてき）な[哲（てつ）]学者（がくしゃ）の一人（ひとり）だ。

⑦ [戸（こ）]籍（せき）の手続（てつづ）きで、本人（ほんにん）確認（かくにん）書類（しょるい）の[提（てい）]示（じ）を求（もと）められる。

⑧ 海岸（かいがん）[沿（ぞ）]いにある食堂（しょくどう）で、海（うみ）の[幸（さち）]を堪能（たんのう）する。

2 今日のことわざ　次のことわざの空欄にあてはまる漢字を書きましょう。

① [井（い）]の中（なか）の蛙（かわず）[大（たい）]海（かい）を知（し）らず…

意味 自分（じぶん）の狭（せま）い知識（ちしき）や経験（けいけん）にとらわれ、他（ほか）の広（ひろ）い世界（せかい）があるのを知（し）らないことのたとえに使（つか）う。

② 弘法（こうぼう）にも[筆（ふで）]の[誤（あやま）]り…

意味 どんな名人（めいじん）や達人（たつじん）でも、時（とき）には失敗（しっぱい）することがあるというたとえに使（つか）う。

第35日　90ページ
1 ①車 珍　②母 勢　③預 筒 近　④陸 西　⑤寒暖　⑥環境　⑦植 教筒　⑧夏至
ことわざ **2** ①粒 幸　②九 死

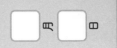

◆ 次の文章を声に出してできる限り速く一回読みましょう。

● 音読開始 時刻 □分□秒

鼠小僧次郎吉　　芥川龍之介

　ある初秋の日暮であった。

　汐留の船宿伊豆屋の表二階には、遊び人らしい二人の男が、さっきから差し向いで、頻に献酬を重ねていた。

　一人は色の浅黒い、小肥りに肥った男で、形のごとく結城の単衣物に、八反の平ぐけを締めたのが、上にはしった古渡り唐桟の半天と一しょに、その苦みばし渡りた男ぶりを、一層いなせに見せている趣があった。

　もう一人は色の白い、どちらかと云えば小柄な男だが、手首まで彫ってある割青が目立つせいか、糊の落ちた小弁慶の単衣物に算盤珠の三尺をぐるぐる巻きつけたのも、意気と云うよりはむしろ凄味のある、自堕落な心もちがしかし起させなかった。のみならずこの男は、役者衆のような落ちると見えて、相手の男を呼びかける時にも、始終親分と云う名を用いていた。

● 音読終了 時刻 □分□秒 ／ 所要時間 □分□秒

95

1 次の空欄にあてはまる漢字を書きましょう。

① いつもと□うレシピで定□料理を作ったら、好評だった。

② 四年の□期を満了して、衆議□議員選挙が行われた。

③ 孫に、国□の□大な人物たちの伝記を買ってあげた。

④ 学生時代によく□った書店が、□朽化で建て替えになる。

⑤ 友人家族も一□に、□をおこしてバーベキューをする。

⑥ 大井川鉄道の車□から、美しい渓□を眺める。

⑦ □気圧の影響で、□痛や関節痛の症状が出ることもある。

⑧ □□県の伝統工芸である砥部焼の食器を集める。

2 今日のことわざ 次のことわざの空欄にあてはまる漢字を書きましょう。

① □の手も□りたい…

意味 非常に忙しくて、どんな手伝いでもいいからほしいということのたとえに使う。

② 三人□れば文殊の□恵…

意味 凡人でも、三人集まって相談すれば、どういうにか良いちえが浮かぶものだということのたとえに使う。文殊は知恵をつかさどる文殊菩薩のこと。

第36日 94ページ

1 ① 林鹿 ② 穫余 ③ 注席 ④ 眼妻
⑤ 世揮 ⑥ 古哲 ⑦ 戸提 ⑧ 沿幸
2 ① 井大 ② 筆誤

答えは98ページにあります。

◆　次の文章を声に出してできる限り速く一回読みましょう。

紙の月　プロローグ

角田光代

人がひとり、世界から姿を消すことなんてかんたんなのではないか。

タイのチェンマイに着いて数日後、梅澤梨花は漠然とと考えるようになった。

姿を消す、といっても死ぬのではない。完璧に行方をくらます、ということだ。そんなことは無理だろうとずっと思っていた。思いながらこの町までやってきた。

バンコク中心街ほどの発展も喧噪もなく、町自体も小規模だったが、観光客は多く、長旅の末になんとなく居着いてしまった風情の外国人の姿も多く見られた。

林立するホテルとゲストハウス、レストランや土産物屋に挟まれるようにして、町なかに寺があった。夜には巨大な縁日のようなバザールが開かれ、物売りも観光客も、弾けるような光のなかを惚けたような顔つきで歩きまわっている。

1 次の空欄にあてはまる漢字を書きましょう。

① 娘が□□園へ行くとき、毎日髪を結んであげていた。

② □陽光に当たることで、ビタミンDが体内で□成される。

③ □業チームの結□力をいかして、良い成績を残した。

④ □本の原画展が、人気のため会期を□長した。

⑤ 飲食店が、水道の□障のため、□時休業していた。

⑥ 鹿□島旅行をした土産に、芋□酎を買って帰る。

⑦ 孫に作った洋服を、□縫いの状□で一度合わせてみる。

⑧ 小□がすいたので、冷□庫の中身を見てみる。

2 今日の **こ と わ ざ** 次のことわざの空欄にあてはまる漢字を書きましょう。

① 人□を尽くして天□を待つ…

意味 できる限りのことはして、あとは天の定めたうんめいに任せること。

② □う□□には福来る…

意味 わらいの絶えない人の家には、自然と幸福が訪れるということ。

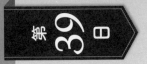
 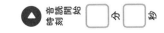
◆　次の文章を声に出してできる限り速く一回読みましょう。

温泉雑記

岡本綺堂

ことしの梅雨も明けて、温泉場繁昌の時節が来た。この頃では人の顔をみれば、この夏はどちらくお出でになりますと尋ねたり、尋ねられたりするのが普通の挨拶になったようであるが、私たちの若い時——今から三、四十年前までは決してそんなことはなかった。もちろん、むかしから湯治にゆく人があればこそ、どこの温泉場も繁昌していたのであるが、その繁昌の程度が近年著るしく繁昌するようになったのは、何という場所でも交通の便が開けたからである。

江戸時代には箱根の温泉まで行くにしても、第一日は早朝に品川を発って程ケ谷か戸塚に泊る。第二日は小田原に泊る。そうして、第三日にはじめて箱根の湯本に着く。

正答率　/20

1 次の空欄にあてはまる漢字を書きましょう。

① 書き心地の良いペンを求めて、文具店へ行く。

② 高血圧の対策で、塩分とカロリーが控えめの食事をとる。

③ 育て始めた豆苗が、想像以上に早く伸びて驚く。

④ 卓球の男女混合ダブルスで金メダルを獲得した。

⑤ 海岸で拾ったきれいな貝殻を透明な容器に入れて飾る。

⑥ 古今東西の名画が数多く収められた本を読む。

⑦ 新潟県の越後平野は、日本有数の穀倉地帯だ。

⑧ 冬は空気が乾燥するので、加湿器を使う。

2 今日の　ことわざ　次のことわざの空欄にあてはまる漢字を書きましょう。

① 壁に耳あり障子に目あり…

意味 どこで誰が見聞きしているか分からないことから、秘密が漏れやすいことのたとえに使う。

② 雀百まで踊り忘れず…

意味 若い時に身についた習慣などは、年をとっても抜けないことのたとえに使う。

第38日 98ページ
1 ① 幼稚 ② 大生 ③ 営束 ④ 絵延 ⑤ 故臨 ⑥ 児焼 ⑦ 仮態 ⑧ 腹蔵
2 ことわざ ① 事命 ② 笑門

答えは102ページにあります。

◆ 次の文章を声に出してできる限り速く一回読みましょう。

村芝居　　　　　　　　　　　　魯迅（訳　竹内好）

　たかのぼっていうこの二十年間、私は二回しか旧劇を見ていない。最初の十年間は全然見なかった。見る気もないし、見る機会もなかったから。だから二回とも後半の十年間だが、二回ともろくに見ずに出てしまった。

　一回目は民国元年、私がはじめて北京へ来たころだ。友人の言うには、北京は芝居がいいぜ、ものはためし、いっぺん見に行かないか。私は、なるほど芝居はオツなものだ、その場所が北京ときては、と思った。そこでふたりは勇み立って、何とかいう小屋へ馳せつけてみると、芝居はもうはじまっていて、外くまでドンジャンの音がもれていた。人波をかき分けるようにして木戸をくぐると、赤やら青やら、光るものがぱっと眼に映り、土間に眼をやると、これまた人の頭でいっぱいだった。

1 次の空欄にあてはまる漢字を書きましょう。

① 健□診断での血□検査の結果は、良好だった。

② 雑誌で□□されているファッションをまねてみる。

③ □□点などは、すぐに調べて解決したい性格だ。

④ 宮□県に行ったら、新□な地鶏の料理を食べたい。

⑤ 休日に、息子と縁□で□の対局をたのしむ。

⑥ 病院に行くときは、保□□を忘れずに持って行く。

⑦ 利□はもちろん大切だが、顧客満□度も無視できない。

⑧ ゆっくり入□して、一日の□れをとる。

2 今日の ことわざ 次のことわざの空欄にあてはまる漢字を書きましょう。

① □くあれば□あり… 意味 たのしいことのあとには、くるしいことが待っているということ。世の中は良いことばかり続かないということ。

② 七転び□□き… 意味 何度失敗してもくじけずに、その度に立ち直って頑張ること。

第39日 100ページ
1 ①地求 ②血塩 ③豆伸 ④混合 ⑤拾貝員 ⑥名収 ⑦潟穀 ⑧加湿合
2 ことわざ ①壁障 ②踊忘

前頭葉機能検査 ☐ 月 ☐ 日

Ⅰ カウンティングテスト

1から120までを声に出してできるだけ速く数えます。
数え終わるまでにかかった時間を計りましょう。

☐ 秒

Ⅱ 単語記憶テスト

まず、次のことばを、**2分間**で、できるだけたくさん覚えます。

ばくが	こたえ	ぎせき	おかね	つづき	まつり
ろうか	いとこ	こよみ	のぞみ	おかめ	ねばり
えがら	やさい	かこい	するめ	ぜんや	みぎて
おとこ	かごや	かがく	ねこぜ	ひるま	くろい
やえば	がいや	ふそく	のぼり	いよく	へちま

覚えたことばを、裏のページの解答用紙にできるだけたくさん書きます。
2分間で、覚えたことばを、いくつ思い出すことができますか？

Ⅱ 覚えたことばを、**2分間**で ☐☐☐☐☐ に書きましょう。

［ 単語記憶テスト解答欄 ］

第**8**週

Ⅲ 別冊11ページの「**ストループテスト**」も忘れずに行いましょう。

◆ 次の文章を声に出してできる限り速く一回読みましょう。 ▲ 音読開始 ▢分▢秒

怒濤のごとく

白石一郎

風の吹き荒れない静かな午後だった。

川内浦の丘陵に立つ青瓦屋根の唐風の大きな家から一人の女が小女に手を引かれ、一歩ずつ足もとをたしかめて階段をおりてくる。くつろいだ衣服を着ているが大きな腹は隠せず、妊婦だとひとめでわかる。

先導する小女は片手に籠を持ち、その籠の中から小さな鉄の熊手がのぞいていた。

「おマツさま、貝拾いは今日はやめましょう。そのお体ではむりでございます」

と十二、三の小女はしきりに妊婦をいさめているが、女は微笑んで首を横に振る。

「もう十月十日をとうに過ぎました。よっぽど呑気な子なんでしょう。私が少し運動して眼をさましてやらなければなりません」

1 次の空欄にあてはまる漢字を書きましょう。

① ☐☐（よゆう）をもって、早めに待ち合わせ場所へ向かう。

② 毎日、計☐（けいさん）問題を☐（と）くのと音読するのが楽しみだ。

③ ☐☐（しが）県の近江八幡で、水郷巡りをする。

④ 万が一に☐（そな）えて、消防庁の☐（きゅう）命講習を受けた。

⑤ リクエスト☐（きょく）を書いて、ラジオ番☐（ぐみ）に送った。

⑥ ☐（むかし）から手先が器用で、☐（ぎ）術・家庭科が得意科目だった。

⑦ 歌を歌っているときは、☐（だれ）にも邪☐（ま）されたくない。

⑧ ヒマラヤ山☐（みゃく）は、世界最高☐（ほう）のエベレストを有する。

2 今日のことわざ 次のことわざの空欄にあてはまる漢字を書きましょう。

① ☐（ひ）のない所に☐（けむり）は立たぬ…
意味 うわさが立つのは、必ず何らかの根拠があるからだということ。

② ☐（わた）る世☐（けん）に鬼はない…
意味 無情な世の中にも、情け深い親切な人はいるということ。

1 ① 康液 ② 紹介 ③ 疑問 ④ 崎鮮
⑤ 側 ⑥ 険証 ⑦ 益足 ⑧ 浴波
（囲） （囲） （囲） （囲）

2 ことわざ ① 楽苦 ② 八起

◆ 次の文章を声に出してできる限り速く一回読みましょう。

● 音読開始 時刻 □分□秒

赤城行　　　　　　　　　尾崎一雄

前橋でバスに乗り込み発車を待っていると、怪しいと思っていた通り、雨が落ちてきた。案内役の酒井松男の方を向くと、彼も申し合わせたように私の顔を見た。

「降ってきたね」

「降ってきた」

二人はまた申し合わせたように、それぞれの窓から上目を空に向けた。暫らくして私が、

「雨の赤城も面白いさ、決行々々」といつもの大声を出した。

「うむ」酒井はなおも空を見ていたが、「この辺の雨はあてにならないんでね」と云った。

「あてにならないと云うと、どうなんだ」

「止むかもしれないんだ」

「それならなおいいじゃないか」

「それに、こっちが降ってても赤城は降らないことがあるし」

● 音読終了 時刻 □分□秒 ／ 所要時間 □分□秒

107

1 次の空欄にあてはまる漢字を書きましょう。

① 昼食後には、□□覚（ねむけざ）ましのコーヒーを飲む。

② 涼しくなっても、熱中症に油断は□□（きんもつ）だ。

③ □（かぶ）式の配当金で、ちょっと値の□（は）る酒を買った。

④ □（はん）人が途中で分かっても、推（すい）理小説は最後まで読む。

⑤ 定年までの□蓄（ちょちく）で、自宅を改築（かいちく）する。

⑥ 筆記試験の合格後、□□（こうじゅつ）試験の準備に取り掛かる。

⑦ 山林の□護（ほご）活動で、植樹（じゅ）のイベントに参加する。

⑧ 北欧の□（せん）練されたデザインの家具を□（さい）しずつ揃える。

2 今日の｜ことわざ 次のことわざの空欄にあてはまる漢字を書きましょう。

① 聞いて□楽（ごくらく）見て□獄（じごく）… 意味 話で聞いていたのと、実際に見るのとでは大違いであることのたとえに使う。

② 立つ□□（とりあと）を濁（にご）さず… 意味 立ち去る者は、今までいた場所を見苦しくないように始末すべきだということのたとえに使う。

第41日 106ページ
1 ①余裕 ②算解 ③滋賀 ④備救 ⑤曲組 ⑥昔技 ⑦誰魔 ⑧脈峰
ことわざ ①火煙 ②渡間

◆ 次の文章を声に出してできる限り速く一回読みましょう。

激流――若き日の渋沢栄一――　　大佛次郎

大正の中頃のことである。本郷の向ケ岡、現在東大農学部のある場所に第一高等学校があった時分、私は生徒として校内の寄宿寮に入って朝夕を暮らしていた。

今考えてみても、お前の一代で一番楽しかった時代はいつ頃だったかと尋ねられると、

「それは、若い時の高等学校の頃だな」

と、答えるに違いない。

私たちは、ハイカラの反対の蛮カラをてらって、破れたりよごれたりした白線の帽子を貴重なものとして頭にかぶり、カスリの着物に木綿の袴をつけ、制服の時もホオ歯の下駄を踏み鳴らして本郷通りを我物の顔に行ったり来たりした。校内にある寄宿に暮らしていると、用がなくとも、暇さえあれば外の風に当たりたくなるものである。

1 次の空欄にあてはまる漢字を書きましょう。

① □（しん）戚が集まる機会には、□（うで）によりをかけて料理する。

② 大学時代は、ロボット工学の□□（けんきゅう）をしていた。

③ □□（ぐんま）県の碓氷関所跡で、資料館を見学する。

④ □（えい）会話の授業の前までに、先週の□（ふく）習をしておく。

⑤ □（る）守中の愛犬が□（ぶ）事か、屋内防犯カメラで確認する。

⑥ □□（ちんたい）マンションは、やはり駅の近くが人気だ。

⑦ □（こな）薬が苦手なので、オブラートに□んで飲んだ。

⑧ □（あ）み物をするのが、いい気分□（てん）換になっている。

2 今日の ことわざ 次のことわざの空欄にあてはまる漢字を書きましょう。

① 失□は□功のもと… 意味 しくじっても、その原因を改善すれば、のちに上手くいくきっかけになるということ。

② □の□り… 意味 まつりのあとの山車のように、手遅れで、もうどうにもならないことのたとえに使う。

第42日 108ページ
1 ①眠気 ②禁物 ③株張 ④犯
⑤貯築 ⑥口述 ⑦保樹 ⑧洗少推
2 ことわざ ①極地 ②鳥跡

◆　次の文章を声に出してできる限り速く一回読みましょう。

父の詫び状　学生アイス　向田邦子

アイスクリームをフランスに持ち込んだのは、カトリーヌ・ド・メディチだと物の本で読んだ覚えがある。

フィレンツェの一金融業者からのし上がり、権謀術数と毒殺を繰り返しながら、ヨーロッパに富と権力を誇ったメディチ家の娘カトリーヌが、フランス王アンリ二世の妃になった時、お供の侍女たちと一緒にお輿入れした料理法が、今のアイスクリームのはしりであるという。

メディチ家はルネッサンスの大パトロンでもあった
わけだから、ダ・ヴィンチやミケランジェロなどの先生方も、一度ぐらいはメディチ家のサロンでアイスクリームを招ばれたかもしれない。そう思って眺めると、ボッティチェリの名作「ヴィナスの誕生」はアイスクリームの匂いがする。

1 次の空欄にあてはまる漢字を書きましょう。

① 家族[ぜん]員が[つ]合のよい日に墓参りをする。

② 土地の売買[けい]約で、書類に実[いん]を押す。

③ 紫禁城は、明と清時代の歴代皇[てい]が[く]らした宮殿だ。

④ 日本では、国[む]大臣は内閣[そう]理大臣が任命する。

⑤ [あに]とは食べ物のことでよく言い[あらそ]った。

⑥ 心身の[けん]康のため、朝起きたら日光を[あ]びる。

⑦ 学生時代に[あん][しょう]した「枕草子」を今でも言える。

⑧ [あく]筆を直したくて、ペン[じゅう]字を始めた。

2 ことわざ 次のことわざの空欄にあてはまる漢字を書きましょう。

① [あき]の日は釣瓶[お]とし…　意味 あきの日は短く、急にくれてしまうということ。

② [ところ]変われば[しな]変わる…　意味 土地が違えば、風俗や言葉なども違うということ。

第43日 110ページ

1 ① 親腕　② 研究　③ 群馬　④ 英復　⑤ 留無　⑥ 賃貸　⑦ 粉包　⑧ 編転

2 ことわざ ① 敗成　② 後祭

◆ 次の文章を声に出してできる限り速く一回読みましょう。

宇宙戦争　　H・G・ウェルズ（訳　宇野利泰）

十九世紀の末において、このおそるべき事実を知っていた者が、はたして何人いたことであろうか？　われわれの住む地球は、われわれの知能をはるかに凌駕する生物によって、すごく見守られ、周到綿密に観察されていたのである。その生物たるや、われわれ人類同様に生き、かつ死に、そしてその眼で、われわれ地球人がこの世の営みにあくせくしているさまを、顕微鏡下の水滴中にうごめき、繁殖をつづける微生物でも見るように、観察と研究とをつづけているのだった。

その間われわれ人類は、物質の支配に成功したと思いあがりながら、無限の自己満足に陶酔し、意味もない日常の瑣事に追いまくられ、地球上を右往左往していたにすぎなかった。それは顕微鏡下に見る滴虫類のうごきと、なんら異なるところがなかったといえよう。

1 次の空欄にあてはまる漢字を書きましょう。

正答率 /20

① ［魚］介類の料理を食べ［比］べてみる。

② タオルで足の［指］を鍛える［筋］力トレーニングをする。

③ 好きな［著］者のサイン会が［催］される。

④ 海の［底］にも、投函できる郵［便］ポストがあるそうだ。

⑤ ナポレオンの最初の［流］［刑］地は、地中海のエルバ島だ。

⑥ 玄関にセンサー式の明かりを［設］［置］する。

⑦ 就［寝］前に、［翌］日に着る服を用意するようになった。

⑧ 阿波踊りは、［徳］島県が発祥の歴［史］ある伝統芸能だ。

2 今日の ことわざ 次のことわざの空欄にあてはまる漢字を書きましょう。

① ［鶴］の一［声］… 意味 多くの人の議論や意見を一瞬にして静める、有力者の一言のこと。

② ［頭］隠して［尻］隠さず… 意味 悪事や欠点などを本人は全て隠しているつもりでも、他人にはその一部が見えているということのたとえに使う。

第44日 112ページ
1 ①全都 ②契印 ③帝暮 ④務総 ⑤兄争 ⑥健浴 ⑦暗唱 ⑧悪習
2 ことわざ ①秋落 ②所品

前頭葉機能検査

☐ 月 ☐ 日

I カウンティングテスト

1から120までを声に出してできるだけ速く数えます。
数え終わるまでにかかった時間を計りましょう。

☐ 秒

II 単語記憶テスト

まず、次のことばを、**2分間**で、できるだけたくさん覚えます。

まゆげ	せいり	さんご	こけし	くるま	れんが
さかい	かるた	かもめ	ほんき	すなば	そうじ
ぶんこ	こだい	にくや	でんき	のうむ	よやく
やこう	すいり	げすい	ながれ	におい	はしご
みかん	ちくわ	うなじ	おとめ	あつぎ	あぶら

覚えたことばを、裏のページの解答用紙にできるだけたくさん書きます。
2分間で、覚えたことばを、いくつ思い出すことができますか?

Ⅱ 覚えたことばを、**2分間**で ⬭ に書きましょう。

[単語記憶テスト解答欄]

正答数

語

Ⅲ 別冊12ページの「**ストループテスト**」も忘れずに行いましょう。

ことばの歳時記　三月六日　春のあじろ　金田一春彦

『枕草子』の「すさまじきもの」の条に「春の網代」があがっている。「網代」とは、冬、川の瀬にしかけて魚をとる装置で竹や木を編んだものであるが、それが春はまで取り去られずに残っている情景を清少納言は「すさまじ」と評価したのだ。

ところで「すさまじ」とはどういう意味だろう。もちろん今のような「ものすごい」という意味ではない。従来ここの「すさまじ」は「興味がない」などと訳されていたが「春の網代」に対して「興味がない」ではしっくりしない。当時の漢和辞典である『類聚名義抄』などを見ると「冷」という字の訓としてスサマジとある。とすると「寒い」という意味で、つまり春になっても残っている網代を見ると、まだ冬のような気がしてぞくぞくとするということを言ったのではなかろうか。

1 次の空欄にあてはまる漢字を書きましょう。

① 今日の朝食は、□かけご飯で□ませた。

② 横綱の□□人りに、拍手と歓声が上がる。

③ □□気象のせいか、世界各地で山火事が起きている。

④ 大□県では、別府や湯布院などの温□地を巡った。

⑤ 五輪の金メダリストに、国民□□賞が授与された。

⑥ 娘の□競走のビデオを□しぶりに見返す。

⑦ 定期健診のとき、□ドックも□診してみた。

⑧ 家庭菜園用に小□の□運機の購入を検討する。

2 今日の／ことわざ 次のことわざの空欄にあてはまる漢字を書きましょう。

① 下手な□砲も□撃てば当たる…

意味 下手でもかず多く試みれば、そのうち上手くいくこともあるということ。

② □ある鷹は□を隠す…

意味 実力のある人ほど、それをひけらかさないことのたとえに使う。

1 ① 魚比 ② 指筋 ③ 著催 ④ 底便
⑤ 流刑 ⑥ 設置 ⑦ 寝翌 ⑧ 徳史
2 ことわざ ① 鶴声 ② 頭尻

◆次の文章を声に出してできる限り速く一回読みましょう。　▶音読開始時刻□分□秒

上海　　　　　　　　　　　　　　　　　　　　林京子

いよいよ上海に行く。パスポートはとった。コレラの予防接種も済ませた。種痘は化膿した。あとは八月九日、日曜日、十八時成田発上海行きのパンアメリカン航空機に乗ればいい。途中、陸ちなければ、八月九日の二十時すぎは上海だ。飛行機のドアが開く。タラップに立つ。上海の夜の空気が、全身を包む――。張りのない私の髪は、上海特有の夏の夜の湿気を吸って、伸びきってしまうだろう。子供のころが、そうだった。ように。

具体的に上海行きがきまると、三十六年間の上海との隔たりは、一挙に縮まった。上海は、そんなに遠くなかった。

上海そんなに遠くない――国民学校五、六年生の副読本に掲載されていた詩の一節である。昭和十六、七年ごろ、私は、上海の第四国民学校で、この詩を習った。

■音読終了時刻□分□秒／所要時間□分□秒

正答率 ／20

1 次の空欄にあてはまる漢字を書きましょう。

① [冷]（つめ）たいそうめんに、野菜の[素]（す）揚げを添えて食べる。

② 応[援]（えん）するチームの勝敗に一[喜]（き）一憂する。

③ 祖父（そふ）は、牧場内（ぼくじょうない）で家[畜]（ちく）を[放]（はな）し飼いにしていた。

④ 今（いま）[働]（はたら）き[盛]（ざか）りの息子（むすこ）は、いつも忙（いそが）しそうだ。

⑤ 妻（つま）が[営]（いとな）んでいる雑貨店（ざっかてん）が、雑誌（ざっし）に掲[載]（さい）された。

⑥ [岐]（ぎ）[阜]（ふ）県の馬籠宿（まごめじゅく）で、文豪（ぶんごう）島崎藤村（しまざきとうそん）の記念館（きねんかん）を訪（たず）ねる。

⑦ 天皇（てんのう）[陛]（へい）下（か）が被災者（ひさいしゃ）に向（む）けて、[激]（げき）励（れい）のお言葉（ことば）をかけた。

⑧ 種（たね）から発[芽]（が）させるには、[適]（てき）温（おん）を保（たも）つことも重要（じゅうよう）だ。

2 今日のことわざ 次のことわざの空欄にあてはまる漢字を書きましょう。

① くそが[茶]（ちゃ）を[沸]（わ）かす… 意味 おかしくてたまらないことのたとえに使（つか）う。

② [逃]（に）がした魚（さかな）は[大]（おお）きい… 意味 手（て）に入（い）れそこなったものは、惜（お）しい気持（きも）ちも加（くわ）わって、さらに良（よ）く見（み）えるということ。

第46日 118ページ
1 ①卵 済 ②土 俵 ③異 常 ④分 泉 ⑤栄 誉 ⑥徒 久 ⑦脳 受 ⑧型 耕
2 ことわざ ①鉄 数 ②能 爪

◆　次の文章を声に出してできる限り速く一回読みましょう。

▲　音読開始　時刻　□分□秒

悪友のすすめ　夏の夜の因縁話　　吉行淳之介

　この前テレビで「将軍たちの夜」という映画をみた。ヒットラー全盛のころから戦後三十年経って、またファシズムが台頭しかかっている時代にからんでの、たいそう面白い映画である。

　主演がピーター・オトゥールという名優で、小生はこの役者が大好きだ。オトゥールが出た「アラビアのロレンス」もこの「将軍たちの夜」も、この十年ほど年に一、二回ほどしか映画館に行くことのない私が、すでに映画館で見ていた。テレビの「将軍たちの夜」は、二度目ということになるが、興味深かった。

　この映画は、人間性の中に潜む一種の狂気を描いているわけだが、ピーター・オトゥール演ずるところの将軍が、二時間半の映画のあいだ、とうとう一度も笑わない。目はほとんど一点を見詰めたきりで、キョロキョロしたりは決してしない。

●　音読終了　時刻　□分□秒　／　所要時間　□分□秒

正答率 ／20

1 次[つぎ]の空[くう]欄[らん]にあてはまる漢[かん]字[じ]を書[か]きましょう。

① かっぱ橋[ばし]の□[とん]屋[や]□[がい]で、調[ちょう]理[り]器[き]具[ぐ]を見[み]て回[まわ]る。

② 母[はは]から□[ゆず]り受[う]けた□[きぬ]、織[お]物[もの]の美[うつく]しい帯[おび]を手[て]に取[と]る。

③ □[ばら]城[き]県[けん]の冬[ふゆ]の味[み]□[かく]、あんこう鍋[なべ]を堪[たん]能[のう]する。

④ 映[えい]画[が]の結[けっ]□[まつ]を聞[き]かされて□[ちょう]□する。

⑤ □[そん]□[けい]する恩[おん]師[し]からの手[て]紙[がみ]をとじても読[よ]み返[かえ]す。

⑥ □[む]所[しょ]□[ぞく]の候[こう]補[ほ]者[しゃ]が駅[えき]前[まえ]で演[えん]説[ぜつ]している。

⑦ 今[いま]も走[はし]っている、数[かず]少[すく]ない□[じょう]気[き]機[き]□[かん]車[しゃ]に乗[の]る。

⑧ ピサの斜[しゃ]塔[とう]は、地[じ]盤[ばん]□[ちん]□[か]によって傾[かたむ]いたそうだ。

2 今日[きょう]の／□こ□と□わ□ざ□ 次[つぎ]のことわざの空[くう]欄[らん]にあてはまる漢[かん]字[じ]を書[か]きましょう。

① 喉[のど]元[もと]□[す]ぎれば□[あつ]さを忘[わす]れる…
意味 苦[くる]しいことや辛[つら]いことも過[す]ぎてしまえばその時[とき]の苦[くる]しみも受[う]けた恩[おん]も忘[わす]れてしまうということ。

② 玉[たま]□[みが]かざれば□[ひかり]なし…
意味 優[すぐ]れた才[さい]能[のう]があっても、修[しゅう]練[れん]を積[つ]んで研[けん]鑽[さん]しなければ立[りっ]派[ぱ]な人[にん]間[げん]にはなれないということ。

第47日 120ページ
1 ①冷素 ②援喜 ③畜放 ④働盛 ⑤営載 ⑥岐阜 ⑦陸激 ⑧芽適
2 こ と わ ざ ①茶沸 ②逃大

 答[こた]えは124ページにあります。

◆ 次の文章を声に出してできる限り速く一回読みましょう。

時音読開始　分　秒

子育てごっこ

三好京三

　袖浜地区をかかえこんだS村一帯は、三陸海岸の段丘の中でもひときわ高く、昔は海岸線を走る汽車が難渋して登りかね、一度戻ってから惰性をつけた上で登り直したことが再々だという。沿岸部で冬場に根雪になるのも、そのあたりでは S村だけであったから、浜はもはや山村で、地名も袖浜ではなく袖山が似合うと村の者は言っている。

　S村小学校の袖浜分校は、その地区の中でもひときわ目立つ高台にあった。小ぢんまりした盆地状の聚落の中で、赤瓦に白壁のその分校は、ふとメルヘンの中の学校に見えた。信吾と容子は、そこで足掛け十三年教師をつとめている。

　校庭の南側の斜面を、重く排気音を荒だてて車の登る昔がした。二人は、来たのかな、というように顔を見合わせた。

時音読終了　分　秒　／　所要時間　分　秒

1 次の空欄にあてはまる漢字を書きましょう。　正答率 ／20

① 孫にせがまれ、□気を出してお□け屋敷に入った。

② 関連する内容の本を、数□同時に読み□める。

③ スエズ運□を世界□国の貨物船が行き交う。

④ □□科で花粉症の薬を処方してもらう。

⑤ 銀行の計数機で紙□の□数を数える。

⑥ □得するまで□べないと気が済まない性格だ。

⑦ 好きな映画□督の□望の新作が、来月公開される。

⑧ □玉県の川越は、古い街並みから小□戸と呼ばれる。

2 今日のことわざ　次のことわざの空欄にあてはまる漢字を書きましょう。

① □も□から落ちる…
【意味】どんな名人や達人でも、時には失敗することがあるというたとえに使う。

② □が□って…は戦ができぬ…
【意味】はらがくっていては、仕事の成果が上がらないということ。

第48日 122ページ
1 ① 問　街　② 議　綱　③ 茨　覚　④ 末　興　⑤ 尊　敬　⑥ 無　属　⑦ 蒸　関　⑧ 沈　下
2 ことわざ　① 過　熱　② 磨　光

124　答えは126ページにあります。

◆ 次の文章を声に出してできる限り速く一回読みましょう。

異聞浪人記

滝口康彦

巷にはそろそろ涼風が立ち初めて、残暑のきびしさもいっとはなく忘れられがちとなった、寛永年間のとある秋の昼さがりのことである。外桜田にある、井伊掃部頭直孝の屋敷の玄関先に、ぬうっと突っ立って案内を乞う浪人者があった。

あたりを威圧する堂々たる屋敷構えを目の前にしても、別段ひるんだ様子もない、その男は、年の頃かられこも、尾羽打ち枯らしたというにふさわしい身すぼらしいなりだが、どことなく一癖ありげな精悍な風貌の持主でがっしりした骨組みの武士のなれの果てに違い像されなかった。ずれば肩の太さが垢じみた着物の上からも容易に想いなかった。

1 次の空欄にあてはまる漢字を書きましょう。

正答率 /20

① □[きょ]□[こう]の目の前にある食堂で、海鮮丼を食べた。

② 飛行機の□[とう]□[じょう]開始のアナウンスが流れる。

③ 母校の□[そう]立百周年の□[しゅく]賀パーティーに出席する。

④ 友人□[ふう]□[ふ]と一緒に東北旅行へ出かける。

⑤ 長年の□[ど]力が□[みの]って、希望の海外支社に異動できた。

⑥ 久しぶりにプールで□[およ]いで、足が筋肉□[つう]だ。

⑦ 地域の□[せい]掃活動に、積□[きょく]的に参加する。

⑧ □[こう]辛料を求めて、インド□[こう]路は開拓された。

2 今日の／ことわざ 次のことわざの空欄にあてはまる漢字を書きましょう。

① 人の振り見て□[わ]が振り□[なお]せ…

意味 他人の行いの善し悪しは分かるから、それを見て自分の行いを改めよということ。

② 郷に□[い]っては郷に□[したが]え…

意味 その土地に行ったら、その土地の風俗・習慣にしたがうのが良いということ。

第49日 124ページ

1 ①勇化 ②納冊進 ③河各 ④耳鼻 ⑤幣枚 ⑥納調 ⑦監待 ⑧埼江

ことわざ ①猿 木 ②腹 減

Ⅰ カウンティングテスト

1から120までを声に出してできるだけ速く数えます。

数え終わるまでにかかった時間を計りましょう。

[ ] 秒

Ⅱ 単語記憶テスト

まず、次のことばを、**2分間**で、できるだけたくさん覚えます。

あやめ	うりね	あかじ	たらい	おんど	ふうさ
えぼし	ゆびわ	あいて	つばさ	さんば	けじめ
ちそう	ほのお	げんり	めもり	しせい	ねっと
ようき	いたみ	そふと	れいぎ	しぼう	いくさ
わだい	ゆうひ	りふと	うねり	じけん	ほうち

第
10
週

覚えたことばを、裏のページの解答用紙にできるだけたくさん書きます。

2分間で、覚えたことばを、いくつ思い出すことができますか？

127

Ⅱ 覚えたことばを、**2分間**で ◯◯◯◯◯ に書きましょう。

[単語記憶テスト解答欄]

正答数

◯◯◯◯ 語

（解答欄）

Ⅲ 別冊13ページの「**ストループテスト**」も忘れずに行いましょう。

◆　次の文章を声に出してできる限り速く一回読みましょう。

老人と海　　　ヘミングウェイ（訳　小川高義）

老人は一人で小舟に乗ってメキシコ湾流へ漁に出る。このところ八十四日間、一匹も釣れていなかった。四十日目までは同行する少年がいた。だが四十日かって一匹も釣れないとは徹底して運に見放されている、サラオだ、と少年の両親は言った。スペイン語で「不運の極み」ということだ。少年は親の言いつけで別の船に乗り、その船は一週間でなかなかの大物を三匹釣るのは少年にはつらいことだ。いつも浜へ迎えに出て、運び出すのを手伝った。空荷の小舟で帰ってくる老人を見て、巻いたロープなり、釣やかぎなり、銛なり、小麦粉の袋で継ぎを当てた帆をマストに巻くと、連戦連敗の旗印にしか見えなかった。帆も、たたんで持ち帰る。

老人は痩せて骨張っている。首筋に深い皺が刻まれていた。

正答率 /20

1 次の空欄にあてはまる漢字を書きましょう。

① その□い（うたが）を□（は）らすには、兄の証言が必要だ。

② 成□（こう）も失敗も、その要□（いん）を分析することが重要だ。

③ □□（しき）を高く保ち、その会社で定年まで□（つと）め上げた。

④ □□（りょくおう）色野菜にはカロテンが豊富に含まれる。

⑤ 加湿器と□（じょ）湿器を上手に□（つか）い分ける。

⑥ □（しず）岡県の竜ヶ岩洞は、東海地方で最大規□（ぼ）の鍾乳洞だ。

⑦ □（うん）海に□（う）かぶマチュピチュの景色は、より幻想的だ。

⑧ 愛猫のために、日□（ちゅう）大□（く）をして遊び場を作る。

2 今日の ことわざ 次のことわざの空欄にあてはまる漢字を書きましょう。

① □（す）めば□（みやこ）…

意味 どんなところでも、慣れてしまえばそこが居心地よく感じられるということ。

② □（あつ）さ□（さむ）さも彼岸まで…

意味 夏のあつさは秋の彼岸ごろまで、冬のさむさは春の彼岸ごろまでで、それからは過ごしやすくなるということ。

第50日 126ページ

1 ① 漁港 ② 搭乗 ③ 創祝 ④ 夫婦 ⑤ 努実 ⑥ 泳痛 ⑦ 清極 ⑧ 香航

2 ことわざ ① 我直 ② 人従

月　日

記録用アプリ

◆ 次の文章を声に出してできる限り速く一回読みましょう。

▲ 音読開始時刻　　分　　秒

明恵　夢を生きる　明恵と夢

河合隼雄

　明恵が自分自身の夢を書きとめた『夢記』のうち、推定でそのうちの約半分くらいが現在まで伝来され、われわれは幸いにもそれを読むことができる。明恵は十九歳より夢の記録を書きはじめ、死亡する一年前までそれを続けた。それが『夢記』であるが、この他に聖教の奥書などのところに、彼が記した夢の記録が残されている。あるいは、明恵の伝記が残されているが、そこには外的事象と共に彼の多くの夢が記録されているので、『夢記』の欠損の部分についても、彼の夢について相当に知ることができるのである。

　それでは明恵はなぜ、それほどまでに夢に固執したのであろうか。夢の記録の後に、彼は今日で言う夢の解釈に相当するものを書いている場合もあるので、それを通じて彼の夢に対する態度を知ることも可能である。そ

れを通じて彼の夢に対する態度を知ることも可能であ

る。

● 音読終了時刻　　分　　秒　／　所要時間　　分　　秒

131

正答率 　/20

1 次の空欄にあてはまる漢字を書きましょう。

① 新雪を□みしめて歩く感□は、とても心地よい。

② 一□車で□渡りをするサーカスの曲芸には驚いた。

③ □□隆盛、木戸孝允、大久保利通を維新の三傑という。

④ 体組成計で、体内年齢や基礎□□量を計測した。

⑤ ギリシャには、神話と関□の深い遺□が多い。

⑥ 生成りの綿の□を玉ねぎの皮で□める。

⑦ 取引先からの依頼を□く引き□けた。

⑧ □い味つけよりも、薄い味つけを好む。

2 今日の/ **ことわざ** 次のことわざの空欄にあてはまる漢字を書きましょう。

① □ない□を渡る… 意味 きけんであることを知りながら、その手段を取ること。

② □の□より年の功… 意味 長年の経験が、何よりも貴重であること。

第51日 130ページ

1 ①疑 晴 ②功 因 ③志 勤 ④緑 黄
⑤除 使 ⑥静 模 ⑦雲 浮 ⑧曜 工
2 ことわざ ①住 都 ②暑 寒

◆ 次の文章を声に出してできる限り速く一回読みましょう。

● 音読開始時刻　　分　　秒

時計のネジ

椎名麟三

　私は、有楽町の内幸ビルにあった新潟鉄工所に三年ほどつとめていた。やめたのは、戦争のはじまる少し前である。そこで私は時間にしばられる生活というものがどんなものであるか、いやというほど味わったのである。正確には時計にしばられるという方が私の場合は適切であったかもしれない。というのは、私は壁の時計ばかり見ていたからだった。その針の歩みののろさったら、全く意地のわるいほどだった。一つはその仕事が下手なくせに見積係だったのである。

　と云って、そこをやめる勇気もなかった。やめて何をするという目的のせいかもしれない。その私は、そればもなかったからである。だから、いやだいやだと思いながら仕方なくつとめていたのだった。の生活難がこわく、しかもやめて何をするという目的もなかったからである。だから、いやだいやだと思いながら仕方なくつとめていたのだった。

● 音読終了時刻　　分　　秒　／　所要時間　　分　　秒

正答率　／20

1　次の空欄にあてはまる漢字を書きましょう。

① □□（たんじゅん）な計算問題を解くことを、日々の習慣にする。

② 母校は、ラグビーの□□（きょうごう）校として有名だ。

③ 本を整理したら、□□（ちょうふく）して買ったものが何冊かあった。

④ □（あさ）日を浴び、自□（ぜん）の中で飲むコーヒーはおいしい。

⑤ □（ほ）前に、故人が好きだった果物を□（そな）える。

⑥ ルネサンス三大□（きょ）匠による有名な□（しゅう）教画を鑑賞する。

⑦ 雨晴海岸で、□山□と立山連峰の絶景を眺める。

⑧ □（てい）電に備えて、□（か）中電灯やろうそくを用意しておく。

2　今日の／ことわざ　次のことわざの空欄にあてはまる漢字を書きましょう。

① ひいきの□（ひ）き□（たお）し…
意味　ひいきをしすぎて、かえってその人に迷惑をかけてしまうこと。

② 敗□（ぐん）の将は兵を□（かた）らず…
意味　戦いに敗れた人は、そのことについて意見を述べる資格がないこと。

第52日　132ページ
1　① 踏触　② 輪綱　③ 西郷　④ 代謝
⑤ 係跡　⑥ 糸染　⑦ 快受　⑧ 濃好
ことわざ　① 危橋　② 亀甲

◆　次の文章を声に出してできる限り速く一回読みましょう。

竜と虎　　山本周五郎

性が合わぬというのはふしぎなものである。西都至は学問もよくでき、武芸も岡崎藩中で指を折られる一人だった。いえがらは三百石の書院番で、人品も眼に立つほうだし人づきもあいも決して悪くない、寧ろどちらかと云えば寡黙で謙虚で愛想のよい方である。……灰島市郎兵衛にしても同様、五百石の作事奉行で、年齢はもう五十一歳、長男の伊織は近習番で役付きだし、娘の幸枝も十八歳の、もうそろそろ縁付く年頃になっている。少し頑固なところはあるが、親切な老人として若手のあいだには評判のいい人物であった。別々に離してみると二人ともごくよい人間なのだが、さて……この二人がいちど顔を合せたら、それがまるでひと柄が達ってしまうほどに、必ずといってもよいほどなにかしら口論となるとたんに、必ず……というので、二人が同座するということがもち上がるのであった。

1 次の空欄にあてはまる漢字を書きましょう。　　正答率 ／20

① 本の内容を□□書きにしてから、感想をまとめる。（か・じょう）

② 数百年前の□□船が、海から引き揚げられた。（なん・ぱ）

③ 新進気鋭の小説家についての□□を読む。（ひ・ひょう）

④ □しいものが多すぎて、どれを買うか□う。（ほ／まよ）

⑤ 仕□が忙しく、今年はまだ一度も□行できていない。（ごと／りょ）

⑥ 小学校の校歌の歌□を、今でも□えている。（し／おぼ）

⑦ 仲間たちと、酒を酌み□わして冗□を言い合う。（か／だん）

⑧ 夜でも□明るい白夜を体□しに、フィンランドへ行く。（す／けん）

2 今日の／ことわざ　次のことわざの空欄にあてはまる漢字を書きましょう。

① 門前の小□習わぬ□を読む…（ぞう／きょう）
意味 特別に習わなくても、ふだん見聞きしていて自然と身につくことのたとえに使う。

② □は□を呼ぶ…（るい／とも）
意味 気の合う者や似た者同士は自然と寄り集まるということ。

第53日 134ページ
1 ①単純 ②強豪 ③重複 ④朝然
⑤墓供 ⑥巨宗 ⑦富湾 ⑧停懐
2 ことわざ ①引倒 ②軍語

恐れ入りますが、切手をお貼りください。

郵便はがき

108-8617

東京都港区高輪4-10-18
京急第1ビル 13F
（株）くもん出版
お客さま係 行

フリガナ

お名前

ご住所
〒□□□-□□□□
都道府県
区市郡

ご連絡先　TEL　（　　　）

Eメール　　　　　　　　＠

「お客さまアンケート」ご協力のお願い

弊社では、商品・サービス開発の参考のため、「お客様アンケート」を実施しております。本商品に関する率直なご意見・ご感想をぜひお聞かせください。

※アンケートは、紙のハガキ、またはデジタルアンケート（どちらか一方）で受け付けています。紙のハガキとデジタルアンケートを両方出された場合やデジタルアンケートを複数投稿された場合はプレゼントの抽選対象とはなりないのでご注意ください。

アンケートにご協力いただきますと、抽選で毎月100名様に、プレゼントいたします。

「図書カード」（1,000円分）

※「図書カード」の抽選結果発表は、賞品の発送をもってかえさせていただきます。

デジタルアンケートはこちら

─「お客さまアンケート」個人情報について─

「お客さまアンケート」にご記入いただいたお客さまの個人情報は、以下の目的にのみ使用し、他の目的には一切使用致しません。

① 弊社内での商品企画の参考にさせていただくため
② 当選者の方へ「図書カード」をお届けするため
③ アンケートで「弊社よりお話を伺ってもよい」とご回答された方への連絡のため

なお、お客さまの個人情報の訂正・削除につきましては、下記の窓口までお申し付けください。

くもん出版お客さま係
東京都港区高輪4-10-18 京急第1ビル 13F
0120-373-415（受付時間 月～金 9:30～17:30 祝日除く）
E-mail info@kumonshuppan.com
※受付時間は変わることがあります。

── きりとり線 ──

34234「脳を鍛える音読・漢字60日④」

年齢　（歳）	性別　男/女	お買い上げの年月	年　月
お買い上げの書店名			

この商品についてのご意見、ご感想をお聞かせください。

Q1　内容面では、いかがでしたか?
1. 期待以上　　2. 期待どおり　　3. どちらともいえない
4. 期待はずれ　　5. まったく期待はずれ

Q2　それでは、価格的にみて、いかがでしたか?
1. 十分見合っている　　2. 見合っている　　3. どちらともいえない
4. 見合っていない　　5. まったく見合っていない

Q3　この本のことは、何で知りましたか?
1. 広告を見て　　2. 書評・紹介記事で　　3. 人からすすめられて
4. 書店で見て　　5. その他（　　　）

Q4　この本をどなたが選びましたか?　（　　　）

Q5　この本の内容についてお聞きします。
①この本をやり終えた後、最初に比べて音読速度は速くなりましたか?
1. 速くなった　　2. 変化なし　　3. 遅くなった
理由（　　　）

②漢字書き取りの難易度はどうでしたか?
1. 難しすぎた　　2. ちょうどよかった　　3. やさしすぎた
理由（　　　）

③カウンティングテストの時間の変化は?
1. 速くなった　　2. 変化なし　　3. 遅くなった

④単語記憶テストの語数の変化は?
1. 増えた　　2. 変化なし　　3. 減った

⑤ストループテストの時間の変化は?
1. 速くなった　　2. 変化なし　　3. 遅くなった

⑥スマホでトレーニングの所要時間を記録・確認する機能を使いましたか?
1. 使った　　2. 使ったが途中で使わなくなった　　3. 使わなかった
理由（　　　）

Q6　今後、このトレーニングを続けるとしたら、どのような商品をご希望ですか?
1. 今の内容と同じもの　　2. 今よりやさしいもの　　3. 今より難しいもの
内容（　　　）

Q7　本を使い終えた感想やご自身の記録を、今後の企画や宣伝・広告などにご活用
させていただくことはできますか?　　1. 葉書の感想は使ってもよい
1. 弊社より電話や手紙でお話を伺ってもよい　　2. 葉書の感想は使ってもよい
3. 情報提供には応じたくない

ご協力、どうもありがとうございました。

――――――――――――きりとり線――――――――――――

＜くもん出版の商品について
お知りになりたいお客さまへ

＜くもん出版では、乳幼児・幼児向けの玩具・絵本・ドリルから、小中学生向けの児童書・学習参考書、一般向けの教育書まで大人のドリルまで、幅広い商品ラインナップを取り揃えております。詳しくお知りになりたいお客さまは、ウェブサイトをご覧ください。

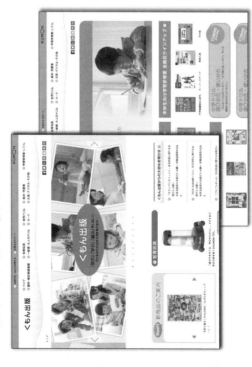

＜くもん出版ウェブサイト　https://www.kumonshuppan.com/
＜くもん出版　[検索]

＜くもん出版直営の通信販売サイトもございます。
Kumon shop：Kumon shop
＜くもん出版　[検索]

月 日

記録用アプリ

◆ 次の文章を声に出してできる限り速く一回読みましょう。

● 音読開始 　分　秒

どくとるマンボウ途中下車　私は新幹線に乗る　北杜夫

この世には拍子というものがある。

たとえば生れてはじめて蜂の仔を出され、内心気味わるく、恐る恐るつまんでみてうまくないのに、「これは変った味ですなあ。いや、なんとも珍しい」とうれしそうに感嘆してみせたばかりに、「それほど気に入られたのなら」と、毎年々々蜂の仔のびん詰を送られる仕儀になったりする。

小学校のとき、私はたいくん駈足が苦手であった。手足の動かし方が無類に大仰だったにかかわらず、ちっとも早くなく、「ガタガタ自動車」と呼ばれた。それでもある年の運動会に、リレーの選手に選ばれてしまった。幾組かにわけて子選をやったのだが、私のはいった組は特別のろい少年ばかり集まっていたので、私が勝ってしまったのである。二人がぶつかって転びかけるという事故があって、私

● 音読終了 　分　秒 ／ 所要時間 　分　秒

137

正答率

1 次の空欄にあてはまる漢字を書きましょう。

① 新商品の□伝のために、斬新な□告を出す。

② 懸賞に応募して、遊園地の□待□が当たった。

③ 学生時代に□攻した語学がいきる仕事に□いた。

④ 立□□主制は、十七世紀のイギリスで確立された。

⑤ ふだん、使用頻度の高くない物は、□□に入れてある。

⑥ 食べ過ぎたら、□の□、翌日胃もたれした。

⑦ 戦国時代の□□の甲冑を、博物館で間近に見る。

⑧ 化□□料に代わる、エネルギーの開発が進められる。

2 今日のことわざ 次のことわざの空欄にあてはまる漢字を書きましょう。

① □すれば□する…

意味 まずしくなると、生活苦のために判断力がにぶくなること。

② □に□珠…

意味 価値の分からない相手に、どんなに高価なものを与えても無駄であることのたとえに使う。

第54日 136ページ

1 ① 簡案 ② 難破 ③ 批評 ④ 欲迷
⑤ 事旅 ⑥ 詞覚 ⑦ 文談 ⑧ 薄験

ことわざ ① 僧経 ② 類友

前頭葉機能検査

□月□日

I　カウンティングテスト

1から120までを声に出してできるだけ速く数えます。
数え終わるまでにかかった時間を計りましょう。

□秒

II　単語記憶テスト

まず、次のことばを、**2分間**で、できるだけたくさん覚えます。

あさり	おんし	ふうし	おいる	いちご	つばめ
あたま	てがみ	むすこ	ぞうに	そこね	えんそ
せなか	りりく	のっく	くいず	でんち	にがて
ちんじ	とけい	さんぽ	ぼたん	あたり	たきび
なまず	なみだ	じかん	かきね	こども	こたつ

覚えたことばを、裏のページの解答用紙にできるだけたくさん書きます。
2分間で、覚えたことばを、いくつ思い出すことができますか?

第11週

139

Ⅱ 覚えたことばを、**2分間**で ☐☐☐ に書きましょう。

[**単語記憶テスト解答欄**]

正答数

☐ 語

Ⅲ 別冊14ページの「**ストループテスト**」も忘れずに行いましょう。

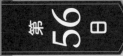

◆ 次の文章を声に出してできる限り速く一回読みましょう。

● 音読開始時刻 □分□秒

瘤取り作兵衛

宮本昌孝

「おのれのせいじゃ」

沛然たる雨の中、泥まみれの老武士が、草むらにくたりこみ、泣きながら、自分の右頬を引っ掻いていた。

拳ほどの大きさの傷痕が、右頬全体を醜く引きつらせている。引っ掻いているのは、その古傷が疼くからであろうか。

あたりに兜も鎧も槍も放り出してある。

遠く後方の闇に点在する光は、野陣の灯火であろう。

「こんなもの、こんなもの……」

老武士は、右頬に強く爪を食い込ませた。たちまち血が滲んだ。

「名誉のきずを粗末にいたすな！」

すぐ後ろから怒声を叩きつけられた。落雷と聞き違えそうな野太い声であった。

1 次の空欄にあてはまる漢字を書きましょう。

① 寺に□泊して、□進料理を食し、座禅を体験する。

② 大根の□は□ずに、いためてふりかけを作る。

③ 自衛隊の□□練の様子を見る。

④ これまで集めた青□の食器を□に飾る。

⑤ 使い古したタオルを縫って□□にする。

⑥ □発して、□少な年代物のワインを購入する。

⑦ 世界の□□長者の番付が発表された。

⑧ 鉄道□線から郊外に引っ□した。

2 今日の ことわざ 次のことわざの空欄にあてはまる漢字を書きましょう。

① □□ロに□に…
意味 悪いことのうえにさらに悪いことが重なることのたとえに使う。

② □□言□耳に□らう…
意味 ためになることほど、素直に聞き入れられないということ。

答えは144ページにあります。

第55日 138ページ

1 ①宣広 ②招券 ③専就 ④憲君 ⑤倉庫 ⑥案定 ⑦武士 ⑧石燃

2 ことわざ ①貪鈍 ②豚真

◆次の文章を声に出してできる限り速く一回読みましょう。

思い出トランプ　かわうそ　　向田邦子

指先から煙草が落ちたのは、月曜の夕方だった。

宅次は縁側に腰かけて庭を眺めながら煙草を喫い、妻の厚子は座敷で洗濯物をたたみながら、いつものはなしを蒸し返していたときである。

二百坪ばかりの庭にマンションを建てる建てないで、夫婦は意見がわかれていた。厚子は不動産屋のすすめに乗って建てるほうにまわり、宅次は停年になってからでいいじゃないかと言っていた。停年にはまだ三年あった。

植木道楽だった父親の遺したものだけに、うちは大した財産ではないが、庭だけはちょっとしたものである。

宅次は勤めが終わると真直ぐうちへ帰り、縁側に坐って一服やりながら庭を眺めるのが毎日のきまりになっていた。

正答率　／20

1 次の空欄にあてはまる漢字を書きましょう。

① 会議の開始が遅れたので、挨拶は□□した。

② 友人宅を□問したら、大□料理でもてなされた。

③ アスファルトの□り□しで、気温よりも暑く感じる。

④ 赤く□れたトマトは、□くておいしかった。

⑤ ローマ皇帝ネロが暴君と呼ばれる□□を調べる。

⑥ 引□した後の□は、田舎で悠々自適な生活をすることだ。

⑦ 野球部の□習試□は、雨で中止になった。

⑧ 商品の、人気ランキングの推□を見□る。

2 今日のことわざ　次のことわざの空欄にあてはまる漢字を書きましょう。

① □ロとなるも□後となるなかれ…
意味 大きな組織で人の下につくよりも、小さな組織の長になるほうがよいということ。

② □り言葉に□い言葉…
意味 けんかを仕掛けるような言葉を受けて、負けずに同じような言葉でかえすこと。

第56日 142ページ
1 ①宿精 ②葉捨 ③厳訓 ④磁棚 ⑤雑巾 ⑥奮希 ⑦億万 ⑧治越
2 ことわざ ①傷塩 ②忠逆

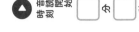

◆ 次の文章を声に出してできる限り速く一回読みましょう。

時刻開始 ⬥音読　□分□秒

茶の本　　　　　　岡倉天心（訳　桶谷秀昭）

茶のはじまりは薬用であり、のちに飲料となった。

中国では、八世紀になって、茶は洗練された娯楽の一つとして、詩の領域に入った。十五世紀になると、日本で、審美主義の宗教である茶道に高められた。茶道は、日常生活のむさくるしい諸事実の中にある美を崇拝することを根底とする儀式である。それは純粋と調和を、人が互いに思い遣りを抱くことの不思議さを、社会秩序のロマンティシズムを、諄々と心に刻みつける。それは本質的に不完全なものの崇拝であり、われわれが知っている人生というこの不可能なものの中に、何か可能なものをなし遂げようとする繊細な企てである。

茶の哲学は、世間で普通に言われている、単なる審美主義ではない。それは倫理と宗教に結びついて、人間と自然に関するわれわれの全見解を表現しているからである。

時刻終了 ◼音読　□分□秒　／　所要時間　□分□秒

1 次の空欄にあてはまる漢字を書きましょう。　　　正答率 　／20

① 月末は、経費などの事□□理に追われる。

② 海外での買い物で□段交□したときは、とても緊張した。

③ 商売が□□するように、酉の市で縁起熊手を買う。

④ オリンピックの開会前に、□火リレーが□われた。

⑤ 社屋の□□補強工事が、来月から始まるそうだ。

⑥ 大□は栄養が豊□で、骨粗しょう症を予防するそうだ。

⑦ □手なことより、□実で簡素な暮らしが好きだ。

⑧ 奈良県と□□府の神社仏閣をひと月かけて巡る。

2 今日の／ことわざ　次のことわざの空欄にあてはまる漢字を書きましょう。

① 聞くは□の恥、聞かぬは□の恥…

　意味　知らないことを聞くのは恥ずかしいが、知らずに一□しよう過ごすのはもっと恥ずかしい思いをすることになるということ。

② 沈□は金、□弁は銀…

　意味　すぐれた弁舌よりも何も語らないことのほうが説得力があることのたとえに使う。

第57日　144ページ

1 ①省略　②訪皿　③照返　④熟甘
　　⑤由来　⑥退夢　⑦練合　⑧移守

2 ことわざ　①鶏牛　②売買

月　日

記録用アプリ

◆ 次の文章を声に出してできる限り速く一回読みましょう。

音読開始　　分　　秒

あたまをオシャレに　山は迷うもの　　　森毅

　夏が近づいて山は緑、そのあたりをうろつきたい気がするが、ちょっと億劫でくたびれそうだし、だいいち暇がない。

　もっとも、夏休みに山というのも、なんだか暑苦しい。よく小学校や中学校で、夏休みに昆虫採集などと言うが、そのころは虫もくたびれて、あまりいない。ぼくも中学から高校にかけて、カミキリムシなどに凝ったことがあるが、それはたいてい連休ごろから梅雨どきにかけてだった。そのころ会った、上級生の昆虫少年は、今にして思えば、手塚治虫だったかもしれない。同級生の昆虫少年は、本物の昆虫学者になって大学教授している。

　今の家に住む前は、醍醐で暮らしていて、裏にすぐ山があったので、ぶらりと出かけることができた。

■ 音読終了　　分　　秒　／　所要時間　　分　　秒

147

1 次の空欄にあてはまる漢字を書きましょう。

正答率

① 美しい彩雲は、昔から□□の印とされている。

② 時□ぼけがなおらず、昼も眠くて□った。

③ 娘が作ったビフテリアケーキの□食を□まれる。

④ 部下の結婚式の招待□を会社で□接もらう。

⑤ 当たる確□は□いだろうと思いながらも、くじを買う。

⑥ □ために勉強がしたくて、大学の社会人□座にかよう。

⑦ アメリカの大陸□断鉄道の開□は、一八六九年だ。

⑧ 会社が□道に乗り、徐々に□用人数を増やしていった。

2 今日の／ことわざ 次のことわざの空欄にあてはまる漢字を書きましょう。

① 心頭を□却すれば火もまた□し…
意味 心を無にして集中すれば、どんな苦しみも感じずに乗り越えられるということ。

② 悪□□に付かず…
意味 不正な手段で得た金は、無駄に使いがちで手元に残らないということ。

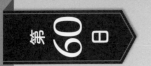
◆ 次の文章を声に出してできる限り速く一回読みましょう。　▲音読開始 時刻　分　秒

郵便屋さんの話　　　　　K・チャペック（訳　中野好夫）

王さまだとか、王子さまだとか、どろぼうだとか、騎士だとか、そのほか、魔法つかい、大男、きこり、カッパ、そういった身分や職業ごとに、みんなそれぞれお話ができていますね。わたしは、いつもふしぎに思うのですが、それならば、なぜ郵便配達にだって、おなじようにお話があってはいけないのでしょうか？

考えてもらいなさい。郵便局といえば、まるで魔法のお城そっくりでしょう。「タバコごえんりょください」だとか、「犬ははいらぬこと」だとか、いろんなはり札が、一めんにベタベタはりまわされているのです。竜のお城だとか、魔法つかいの部屋だとか、いってもあんなにたくさんの「注意」や「……せぬこと」がはってあるものじゃありません。それだけでも郵便局というところが、ふしぎと神秘でいっぱいな場所だということがおわかりでしょう。

●音読終了 時刻　分　秒　／　所要時間　分　秒

1 次の空欄にあてはまる漢字を書きましょう。

① 真冬は、軽くて暖かい羽毛布団をかけて眠る。

② 社内で、賛成と反対の意見がまとまらず、弱り果てる。

③ 残ったコーヒー豆を密閉して冷凍保存する。

④ 鳥取県にある、白亜の洋館「仁風閣」を見学する。

⑤ 広い浴槽につかりたくて、地元の銭湯へ行く。

⑥ 肥沃な三日月地帯に古代文明が栄えた。

⑦ 書き溜めた詩をまとめて、自費出版する。

⑧ 年初から朗報が続いて、よい一年になりそうだ。

2 ことわざ 次のことわざの空欄にあてはまる漢字を書きましょう。

① 少年老い易く学成り難し…

意味 年をとるのは早いが学問はなかなか修得できないため、少しの暇を惜しんで学問に励むようにという教え。

② 論より証拠…

意味 あれこれ議論するよりも、明白なしょうこを示すことのほうが確かであるということ。

第59日 148ページ

1 ① 吉兆 ② 差困 ③ 試頼 ④ 状直
⑤ 率低 ⑥ 新講 ⑦ 横通 ⑧ 軌採

2 ことわざ ① 減涼 ② 銭身

【出典】

第3日（13頁）博士の愛した数式　小川洋子…『新潮文庫　博士の愛した数式』（新潮社）

第5日（17頁）チップス先生、さようなら　ジェイムズ・ヒルトン（訳 白石朗）…『新潮文庫　チップス先生、さようなら』（新潮社）

第6日（21頁）数の現象学 数量化の道を追体験しよう　毅…『ちくま学芸文庫 数の現象学』（筑摩書房）

第10日（29頁）夜間飛行　サン＝テグジュペリ（訳 堀口大學…『新潮文庫 夜間飛行』（新潮社）

第11日（33頁）テニヤンの末日　中山義秀…『新潮文庫 碑・テニヤンの末日』（新潮社）

第13日（37頁）タイム・マシン　H・G・ウェルズ（訳 宇野利泰…『世界SF全集2』（早川書房）

第16日（45頁）父子鷹　子母沢寛…『徳間文庫 父子鷹 上』（徳間書店）

第18日（49頁）阿Q正伝　魯迅（訳 竹内好）…『岩波文庫 阿Q正伝・狂人日記 他十二篇 魯迅作』（岩波書店）

第20日（53頁）折蘆　木々高太郎…『日本探偵小説全集7 木々高太郎集』（東京創元社）

第25日（65頁）静かな生活　大江健三郎…『静かな生活』（講談社）

第26日（69頁）庖丁ざむらい　第一話 鳴と蛤は漁師がとる　白石一郎…『講談社文庫 庖丁ざむらい 十時半睡事件帖』（講談社）

第27日（71頁）日本語の変遷　金田一京助…『講談社学術文庫 日本語の変遷』（講談社）

第28日（73頁）電車で 尾崎一雄…『尾崎一雄全集第一巻』（筑摩書房）

第29日（75頁）あたまをオシャレに「もの忘れ自慢」のこと　森毅…『あたまをオシャレに』（筑摩書房）

第30日（77頁）軽気球 ラーゲルレーヴ（訳 山室静）…『ちくま文学の変遷 日本語のある世界11』（筑摩書房）

第31日（81頁）穢土荘厳 杉本苑子…『文春文庫 穢土荘厳』（文藝春秋）

第32日（83頁）飛騨の朝市 大佛次郎…『大佛次郎エッセイ・セレクション—歴史を紀行する—幻の伽藍』（小学館）

第34日（87頁）貝がらと海の音 庄野潤三…『新潮文庫 貝がらと海の音』（新潮社）

第36日（93頁）人とつき合う法　よき隣人 河盛好蔵…『新潮社』

第38日（97頁）紙の月 角田光代…『ハルキ文庫 紙の月』（角川春樹事務所）

第40日（101頁）村芝居 魯迅（訳 竹内好）…『岩波文庫 阿Q正伝・狂人日記 他十二篇 魯迅作』（岩波書店）

第41日（105頁）怒濤のごとく 白石一郎…『文春文庫 怒濤のごとく 上』（文藝春秋）

第42日（107頁）赤城行 尾崎一雄…『尾崎一雄全集第一巻』（筑摩書房）

第43日（109頁）激流—若き日の渋沢栄一 大佛次郎…『激流—若き日の渋沢栄一』（恒文社）

第44日（111頁）父の詫び状 向田邦子…『文春文庫 父の詫び状』（文藝春秋）

第45日（113頁）宇宙戦争 H・G・ウェルズ（訳 宇野利泰）…『世界SF全集 2』（早川書房）

第46日（117頁）ことばの歳時記—春のあじろ 金田一春彦…『新潮文庫 ことばの歳時記』（新潮社）

第47日（119頁）上海 林京子…『講談社文芸文庫 上海・ミッシェルの口紅』（講談社）

第48日（121頁）悪友のすすめ—夏の夜の因縁話 吉行淳之介…『光文社文庫 悪友のすすめ』（光文社）

第49日（123頁）子育てごっこ 三好京三…『文春文庫 子育てごっこ』（文藝春秋）

第50日（125頁）異聞浪人記 滝口康彦…『滝口康彦士道小説傑作選集・上 拝領妻始末』（立風書房）

第51日（129頁）老人と海 ヘミングウェイ（訳 小川高義）…『光文社古典新訳文庫 老人と海』（光文社）

第52日（131頁）明恵 夢を生きる 河合隼雄…『河合隼雄著作集第9巻 仏教と夢』（岩波書店）

第53日（133頁）時計のネジ 椎名麟三…『ちくま文学の森11 機械のある世界』（筑摩書房）

第55日（137頁）どくとるマンボウ途中下車—私は新幹線に乗る 北杜夫…『北杜夫全集13 どくとるマンボウ青春期・どくとるマンボウ途中下車』（新潮社）

第56日（141頁）瘤取り作兵衛 宮本昌孝…『こんぴら樽』（講談社）

第58日（145頁）茶の本 岡倉天心（訳 桶谷秀昭）…『岡倉天心』

第59日（147頁）あたまをオシャレに—山は迷うもの 森毅…『あたまをオシャレに』（筑摩書房）

第60日（149頁）郵便屋さんの話 K・チャペック（訳 中野好夫）…『岩波少年文庫 長い長いお医者さんの話』（岩波書店）

その他の収録作品のテキストについては、それぞれの作品の、もっとも信頼にたると思われる個人全集、校本等に基づき、数種の単行本、文庫本を参考に作成しました。

川島隆太教授の毎日楽しむ大人のドリル　脳を鍛える「音読・漢字」60日 ④

2021年12月22日　第1版1刷発行

著者　　　　川島隆太
発行人　　　志村直人
発行所　　　株式会社くもん出版
　　　　　　〒108-8617　東京都港区高輪4-10-18
　　　　　　京急第1ビル13F
　　　　　　代表　　03-6836-0301
　　　　　　営業　　03-6836-0305
　　　　　　編集　　03-6836-0317
印刷・製本　凸版印刷株式会社

装丁・デザイン　岸野祐美（京田クリエーション）
表紙イラスト　　KINUE
本文イラスト　　永見千春（京田クリエーション）
帯イラスト　　　つまようじ（京田クリエーション）

©2021 Ryuta Kawashima/KUMON PUBLISHING Co.,Ltd.Printed in Japan
ISBN 978-4-7743-3271-0

落丁・乱丁本はおとりかえいたします。
本書を無断で複写・複製・転載・翻訳することは、法律で認められた場合を除き禁じられています。
購入者以外の第三者による本書のいかなる電子複製も一切認められていませんのでご注意ください。

わたしの脳トレ

◆ 音読所要時間・漢字の書き取り正答率

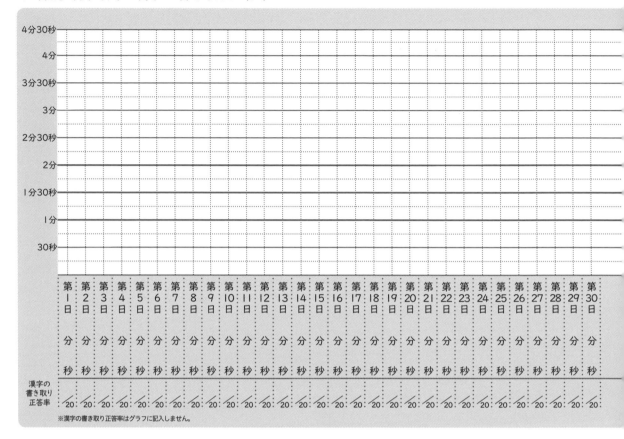

※漢字の書き取り正答率はグラフに記入しません。

◆ 前頭葉機能検査

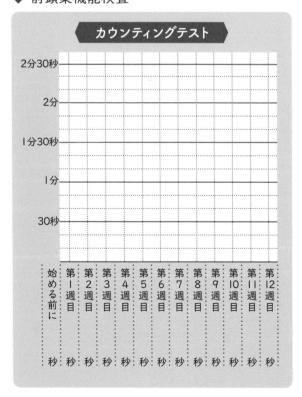

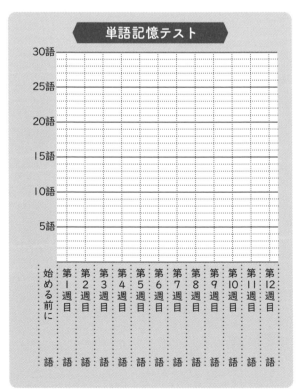